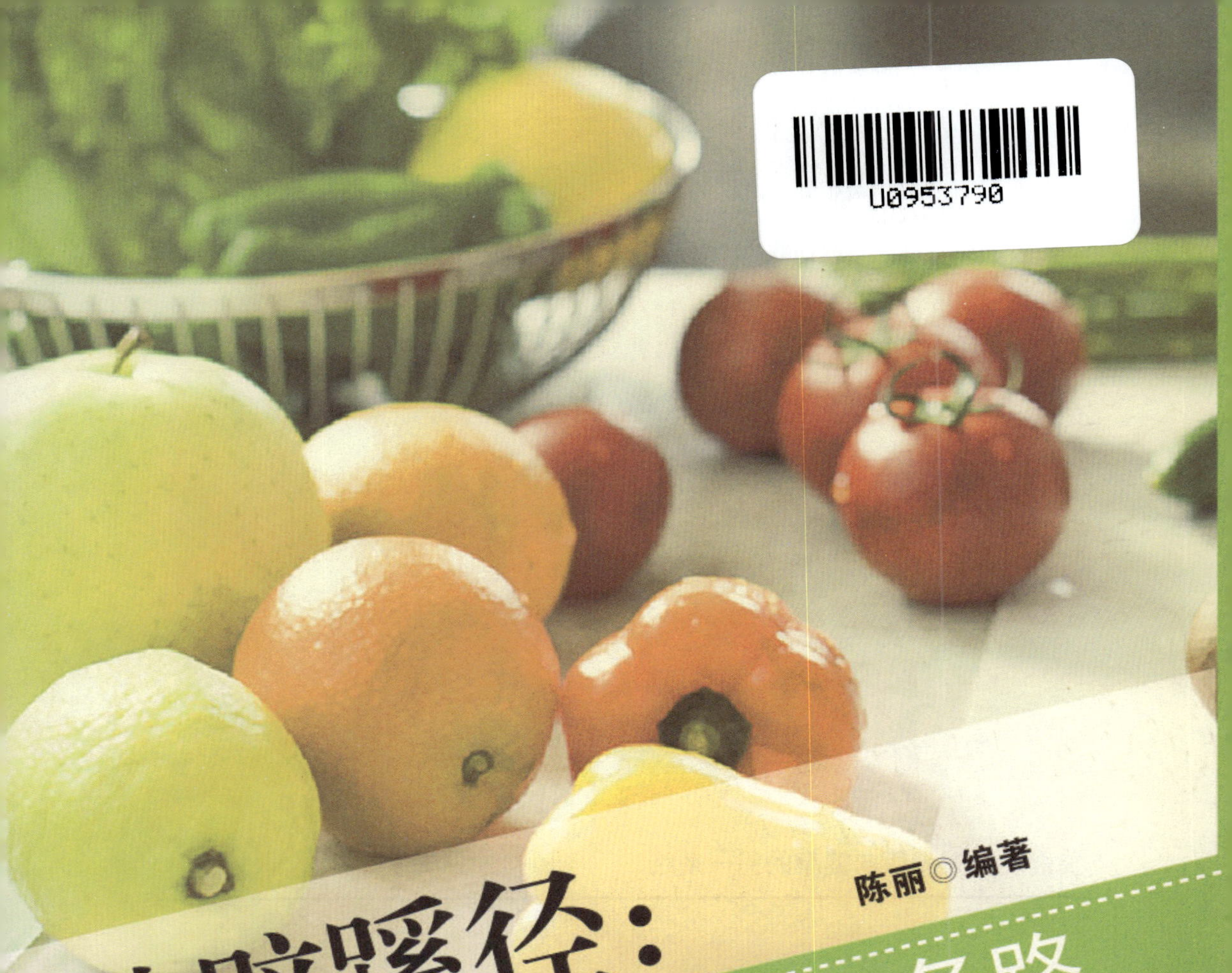

陈丽◎编著

独辟蹊径：迈向健康的另一条路

DUPIXIJING MAIXIANGJIANKANGDELINGYITIAOLU

人离不开食物，但人的各种病疾
如果追究其原因，又往往是由不当的饮食造成的。

九州出版社
JIUZHOUPRESS

图书在版编目（CIP）数据

独辟蹊径：迈向健康的另一条路 / 陈丽编著 .-- 北京：九州出版社，2014.7

ISBN 978-7-5108-3147-8

Ⅰ . ①独…　Ⅱ . ①陈…　Ⅲ . ①食物养生②饮食营养学　Ⅳ . ① R247.1 ② R155.1

中国版本图书馆 CIP 数据核字（2014）第 173281 号

独辟蹊径——迈向健康的另一条路

作　　者	陈　丽　编著
出版发行	九州出版社
出 版 人	黄宪华
地　　址	北京市西城区阜外大街甲 35 号（100037）
发行电话	(010)68992190/2/3/5/6
网　　址	www.jiuzhoupress.com
电子信箱	jiuzhou@jiuzhoupress.com
印　　刷	廊坊飞腾印刷包装有限公司
开　　本	787 毫米 ×1092 毫米　　16 开
印　　张	10
字　　数	160 千字
版　　次	2014 年 11 月第 1 版
印　　次	2014 年 11 月第 1 次印刷
书　　号	ISBN 978-7-5108-3147-8
定　　价	45.00 元

FOREWORD

作者序

人类和大自然最大的接触在于食物、空气和水。离开了它们人类就不能生存。人类生存的关键是食物，而人类最大的错误也是食物。人们追求刺激的食物，追求的结果就招来疾病。人喜欢去吃肉和刺激肠胃的食物，结果给自己带来疾病的痛苦。

大自然本身为人提供了种种赖以生存的天然食物，而人为了满足刺激的口味，以动物肉为食物，破坏了自然规律，为自己招来各种疾病。因为食用动物肉，现代病如：高血压、癌症、心脏病、糖尿病、肠胃病、关节炎等严重威胁人类健康。人们有了病，就乱投医、乱吃药，造成更坏的结果……

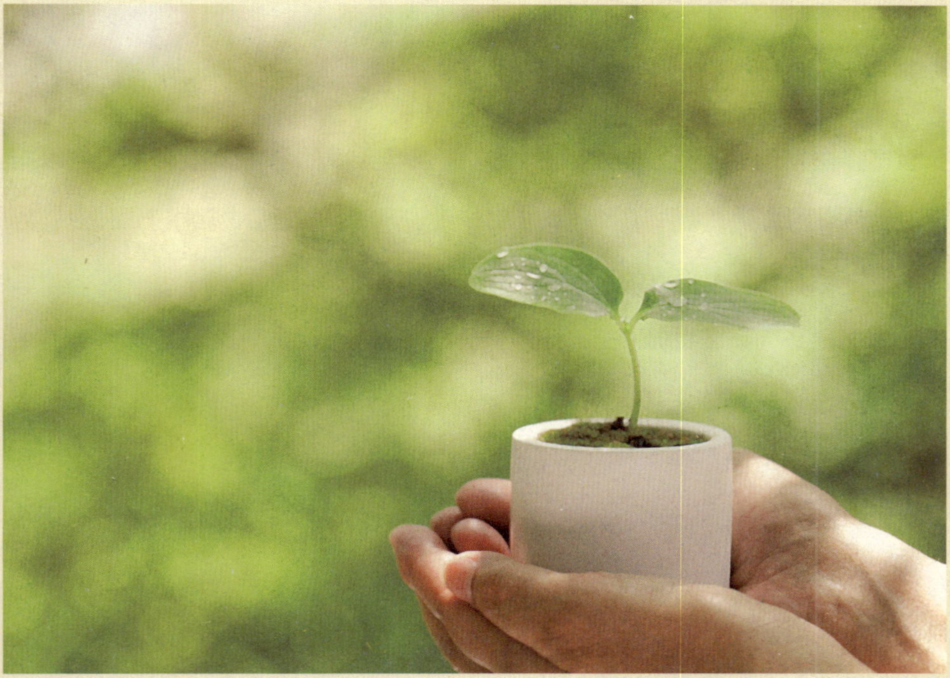

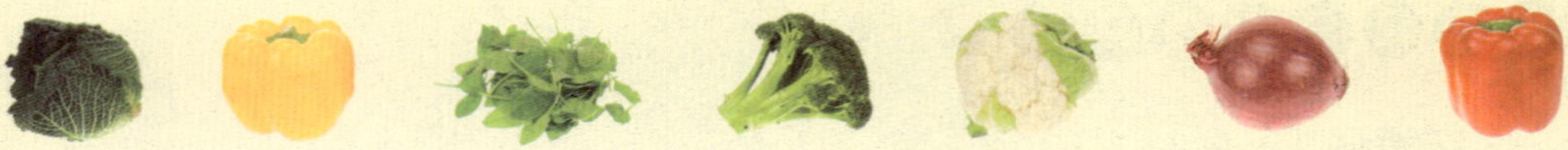

人们都知道，是药三分毒。有多少人因用药不当而住院治疗，又有多少人死于药物，想想这是多么痛心的事啊。要想避免药物副作用，本书介绍了最简单、最有效的方法：以全粮、蔬菜、水果为主的非药物调养方法。

全粮、蔬菜、水果的调养法能使很多疾病得以医治，为人类健康做出了贡献。这种方法简单易行，防病治病效果明显，既可避免药物的副作用，又安全可靠，可以在摄取全粮、蔬菜、水果营养的同时，达到防病、调养、美容、健身的目的。

笔者从事“新起点”健康调养工作十余年，接触过许多走投无路的病人，甚至有些病人在医院里已被判了死刑。他们在医院花尽了钱财，无可奈何，抱着侥幸的心理来到健康调养机构。在这里，他们尝到了大自然的好处。奇迹一次次地降临在接受天然食物调养法的病人身上，其中很多人都得到了康复。

《独辟蹊径：迈向健康的另一条路》一书介绍了怎样用简单易学的自然食物调养法帮助病人恢复健康，提供家庭能够应用的简单方法，又重新编排了简单易学的食谱，加入了多种风味的果汁、菜汁、面包等。这本书通俗易懂，简单易学，是有实用价值的家庭健康生活用书。

本书，是为了帮助那些愿意去为病人服务的人少走弯路，并且用自然便捷的方法去帮助那些生活在痛苦中的病人，让健康定律传遍每个家庭，让人明白简单方法是能帮助人恢复健康的。朋友，我劝你试试看，天然的食物和自然简单的方法是可行的。当你完全放下有副作用的药物治疗，采用简单食物和自然方法时，你就会发现惊奇的事情。在笔者工作的疗养院有许多病患，在走投无路时抱着“死马当活马医”的心态试行纯天然食物调养法，结果效果极佳，有些人甚至已经拿到了医院的健康证明。这些事实证明，只要我们遵守自然定律就能获得健康，违反健康定律就会失去健康。

谨以此书献给所有给予我帮助的人们：感谢游涛先生、易兰小姐和黄蕊小姐，正因着他们的耐心与帮助，此书才能得以顺利完成并成功付梓；感谢欣健德健康园的兄弟姐妹在我写书的过程中给予的照顾和鼓励；感谢壹图网提供的部分精美图片。至于笔者亲自拍摄的菜品图片，效果不佳，万望读者海涵。笔者并非科班出身，才疏学浅，文中难免有疏漏甚至错误之处，还望读者批评指正。

CONTENTS 目 录

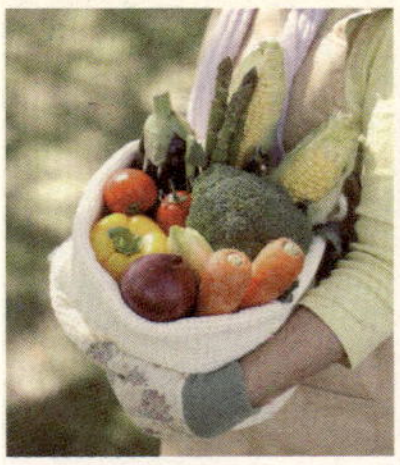

PART

1

癌症病人的纯天然食物调养法

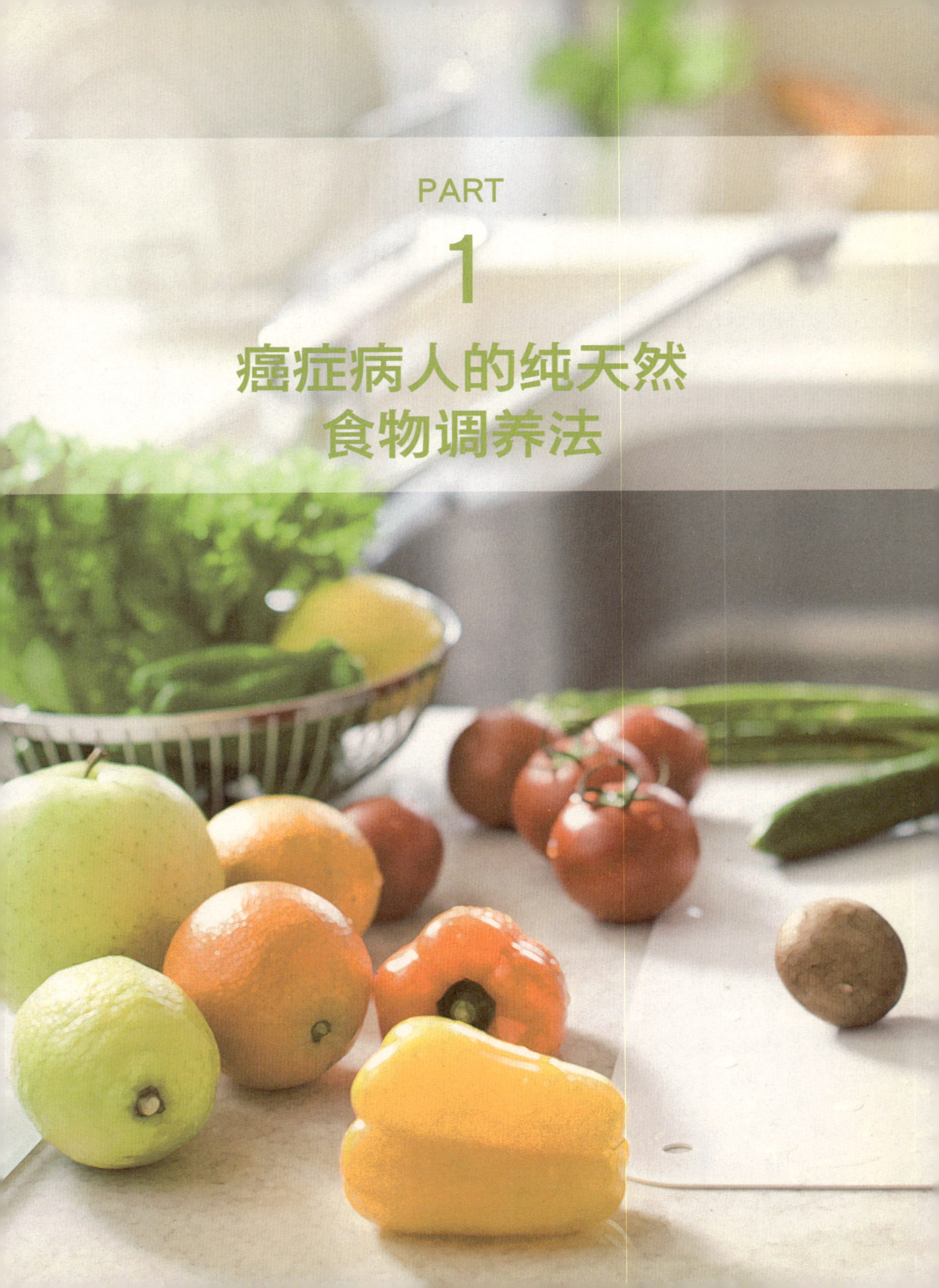

PART 1

我们的身体是由细胞组成，细胞健康，我们的身体才能健康。从理论研究和临床研究结果来说，为了健康，细胞喜欢吃什么，我们就应该供给它什么。而在现实生活中却恰恰相反，大多数人更愿意满足口腹之欲，选择刺激且油腻的食物。当我们的肚子注滚圆，嘴巴油光时，体内的细胞却在无奈地哭泣，它高声呼喊："我不要！"但却没人理它。

于是细胞在没有办法的情况下只好奋力自救，自我修复与调节，但这些都是有极限的，一旦超越它自我修复的能力底线，人体某些部位就会发生病变，产生疾病。如缺乏维生素 A 会得眼病，缺乏维生素 C 就会得贫血，缺乏维生素 B1 会得脚气病，缺乏维生素 B_2 就会口腔溃疡，缺乏维生素 B_3 就会皮肤粗糙等，这就是"不懂吃，不克制"的代价。

当你生病的时候，一切都晚了。细胞需要什么，你可知道？细胞到底是需要大自然生长的植物，还是动物的肉、蛋、奶，你可明白？

身体内的细胞每时每刻都有死亡，每时每刻都有新的细胞诞生。这种新陈代谢所必需的各种微量元素和常量元素，以及所需要的各种酶都是恒定的，不会因为我们的嘴巴和眼睛的喜好而改变的。如果我们不能顾及细胞的营养需要，维持人体正常机能运作的细胞代谢就会发生问题。

世上很多人都抱有"今朝有酒今朝醉"，"吃是人生一大乐趣"的观点，有人会说："连吃都不能随意，活着还有什么意义？"但当得了各样疾病之后，就会悔不当初。

癌症需要接受手术或者化疗，而且无法保证药到病除；尿毒症要透析，并且要换肾，随时都有生命危险；高血压患者，医生会叮嘱要终生吃药，否则一不小心就会中风；糖尿病更是痛苦，很多东西都不能吃，需忌口。

世上唯独没有后悔药。身体是自己的，细胞更是自己的。三分治，七分养，使细胞完全处于健康状态，才能保持一生的健康。

癌细胞喜欢什么食物?

在营养学上，一般将食品分成酸性食品和碱性食品两大类。判断食物属于酸性还是碱性，主要是由它在人体内消化燃烧后的物质来决定，若燃烧后形成钾、钠、铁、镁、钙、锰等，则食物为碱性食物；若形成磷、氯、硫、氟等，则为酸性食物。

在人体内产生酸性物质的食物多有动物的内脏、肉类、植物种子（五谷类）、蛋、鱼等。产生碱性物质的食物以蔬菜、瓜果、豆类等居多。

酸碱食物对照表

项目	食物名称					
强酸性食物	蛋黄	乳酪	甜点	白糖	金枪鱼	
中酸性食物	火腿	火腿	猪肉	鳗鱼	牛肉	鱼
弱酸性食物	糙米	花生米				
强碱性食物	胡萝卜	西兰花	包菜	海带	黄瓜	葡萄
中碱性食物	番茄	大豆	柠檬	菠菜	香蕉	草莓
弱碱性食物	红豆	苹果	橄榄菜	油菜	梨	土豆

酸碱平衡是人体健康所必须的重要条件之一。细胞需要在弱碱性并且氧气充分的环境中方能正常生长。

当人体内酸碱平衡出现异常时人就会生病。细胞会在酸性环境中产生变质，转变为致命的癌细胞。而此时去医院就诊检查，医生就会告知你：很遗憾，你得癌症了！

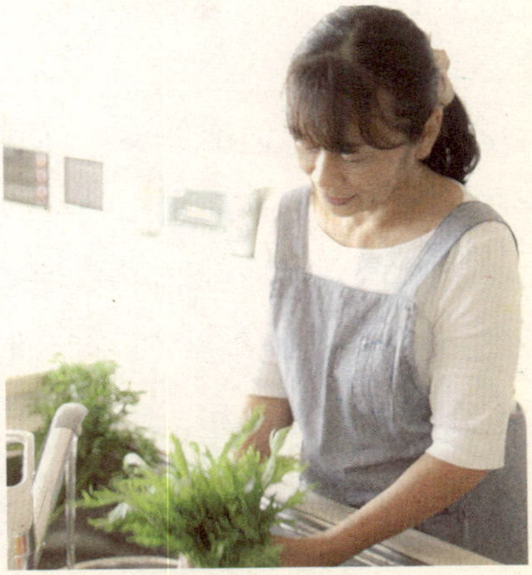

癌细胞喜欢什么环境？

人的身体70%以上是水分，称之为体液。细胞生活在这些体液里，就如人类喜欢合适的空气一样，多一点少一点还能勉强凑合，偏离太多就会中毒或窒息。人体正常的细胞需要在健康的体液中生存，它们只有在这样的环境中，才能充满活力，正常地依靠所得到的营养进行旺盛的新陈代谢，恪尽改造职责，保证我们的身体每个器官健康运行。

当人体体液、血液呈酸性状态时，细胞一定是缺氧的，因为在酸性体液中，存在于体内的携带氧气的红细胞的活力会变得非常低下，它输送氧气的能力也就下降。

癌细胞特别喜欢含酸性体液、氧气不足的环境。

在这样的一个环境中，癌细胞会迅速繁殖成为肿瘤。根据目前全世界所有的有关癌症的研究报告显示，癌症病人的体液都呈酸性，且越到晚期，酸性越强。酸性体液是恶性肿瘤的温床，它导致全体细胞活力下降，内脏功能减弱，抵抗力减弱。当发现体液呈酸性时，若没有及时地补充碱性食物，就会疾病缠身，甚至死亡。

Healthy

健康细胞的自救

平衡体内的酸碱度，将其维系在适合自身生存的状态是细胞每天要做的重要工作。当体内酸性高于碱性时，细胞会调集身体内可调集的碱性资源来进行中和，达到平衡状态后，身体的各个器官才能正常工作。

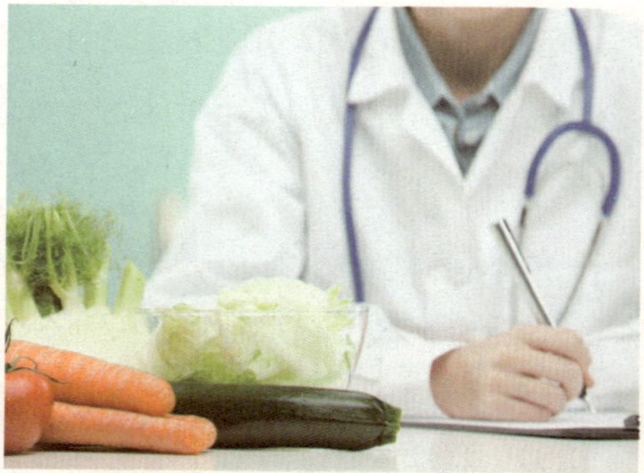

细胞就像是最尽责的卫士，有着很强的自救意识和自救能力，但我们必须了解，这种自救能力是有限的。细胞只能在体内酸碱失衡并未非常严重时采用上述中和的方式进行调整自救。当酸性物质过多，超过其承受范围时，细胞的自救力将因无法承载而崩溃，不能完成平衡和清理的工作，这时体液就会越来越酸性化。细胞失去自救能力，显现在外的情形就是，我们的身体出现病痛。

举例说明，如今，我们常听说小孩、妇女、老人（甚至一些年轻人）称自己缺钙。骨质疏松的人群似乎正在日益壮大，大家都忙着补钙，但补来补去，成效不佳。钙都跑哪儿去了呢？我们来看看缺钙的人日常生活中是怎么吃的。这些人大多肉、蛋、奶摄入量大，身体呈现酸性体质，这些食物中所含的过多的饱和脂肪、胆固醇和蛋白质使钙流失。所以如果不改变饮食方式，那么无论我们怎么补，也赶不上吃错了食物造成的钙流失来得快。

引发癌症的客观因素

有约有 80% ～ 90% 的癌症都是因为生活环境不良引起的。在这一部分中，又有 75% 是由“嘴巴”引起的—吸烟、喝酒及吃不良的食物，正应了那句话—“病从口入”。另一部分，则是由辐射和化学药物等造成的。

下面我们先分析一下致癌的主要原因：

1．病毒等微生物是致癌的因素

“病毒”几乎在每一种癌症中都扮演重要的角色。英国《每日邮报》曾刊载过科学家对导致癌症的病毒的研究成果：英国每年有 30 多万人被查出患有癌症，其中有四成左右的是因病毒引起的。例如：肝癌就是由乙肝病毒与其他一些因素共同作用的结果。

2．细胞长期供氧不足转化成癌细胞

人体中有 10^{14} 个细胞，每个细胞都需要持续获得氧气的供给，如果长期供氧不足就会发生细胞的癌变。几十年前，德国人曾在培养器皿中培养出了癌细胞。他们把一些细胞放在培养器皿中，限制对它们的氧气供应量，不久，便发现其中的很多细胞转化成为癌细胞。

3．化学品和粉尘物致癌

致癌的化学品非常多，如果要一一列举，那将会是一个很长的名单。中国有句古话，“是药三分毒”，这句话应用在致癌的化学品中非常合适。随着现代科技医疗技术的发展，一些化学合成的药物本身就是致癌的化学物品。它可能治某种癌，但却又会引发另一种癌。所以，我建议大家生病时尽量用身体的自愈能力来抗击病毒，纯天然的食疗法也应列为首选。

另外，粉尘、木屑等烟灰状的细小不洁物质也会致癌。例如，笔者在研究过程中，曾看到过一份资料记载英国有扫烟囱的人因皮肤长期暴露在烟尘之下得了阴囊癌。

请不要小看细小的粉尘，如果把这些细小的粉尘吸人体内是绝对有产生癌症的可能的！例如，木匠吸入木屑粉、用煤烧饭的人长期吸入煤烟尘等都会致癌。如今，在某些地区，粉笔仍作为教师上课时的主要书写工具，显然，长期使用粉笔的教师罹患癌症的危险也将大大高于常人。

4．辐射

众所周知，当年在日本广岛原子弹爆炸中侥幸活下来的人大多数都得了癌症，辐射对人体的损害威力巨大。长期大量的 X 光照射、紫外线照射、核辐射等都能致癌。

5．基因缺陷

人体内的每个细胞核中都有 23 对染色体，每条染色体上均携带了一组一组的基因。人体内成千上万条基因都各自不同的功能。基因不但能将家族的特点一代传一代，也是细胞活动的司令部。同时，它们还控制和指导着细胞的生长和繁殖。

每个人的基因一半取决于母亲，一半取决于父亲。有可能在我们诞生时从父母那里得来的某些基因就有损坏，也有可能是后天因素造成基因缺陷。基因排列在染色体上有一定顺序，如果发生异位则可能产生癌变。

我们体内有一组名叫 P53 的基因，它是帮助我们的身体防癌的最重要的基因。如果这组基因被毁坏，则这个人就比别人更容易得癌。研究也表明，香烟和酒精都能毁坏 P53 基因。

6. 免疫机能下降

人体内的白细胞是最重要的抗癌斗士，它能识别外来蛋白质或癌变了的细胞。

即使是正常人每天也可能会产生 50 ～ 60 个癌细胞。如果体内白细胞呈健康状态，则会及时发现它们，并把它们消灭掉。当某些情况致使人体的免疫系统工作不正常时，体内的白细胞就会消极怠工或是干脆罢工，本来它就像体内的卫士一样时刻警醒防御外敌，但如果它们都“不上工”，那么“坏蛋”癌细胞就会大量繁殖，进而形成肿瘤，也就是我们说的癌症。

不良生活方式引发癌症

以上六条是产生癌的原因，下面我们来分析在人们的生活中有哪些情况会使我们的身体变成易患癌的状况。

1. 吸烟

香烟对人体的危害由来已久，一直有专家在对此进行专项研究。据研究结果表明，香烟中含有 4000 多种化学物质，其中很多都是致癌物质，其中又以焦油为最！那么，焦油是什么呢？形象地说，它就是使吸烟者的手发黄的物质。

这些年来，罹患肺癌的患者数量一直居高不下，就我所了解的 80%的肺癌患者患病都与吸烟有关。凡是香烟经过之处几乎都有致癌的可能。就在前几天，我还看到一篇报道：一个三口之家，父亲患肺癌刚刚过世不久，他不抽烟的妻子也被诊出患肺癌，住院期间，同样不抽烟的女儿也被发现身患肺癌。香烟或直接或间接将这个家庭彻底摧毁，无人幸免，可见由其引发的癌症是多么可怕！

吸烟还会引起口腔癌、咽喉癌、食道癌、胃癌、支气管癌、胰腺癌、子宫癌、乳腺癌等，而且据国外研究表明，白血病也可能与吸烟有关。同时，因血液中存在香烟携带的化学物质，那么当肾脏过滤这些血液时，产生肾癌的概率也会大大增加。因吸烟引发的输尿管癌、膀胱癌也是同样道理。

吸烟时，烟直接通过鼻腔、口腔、支气管、肺部，这些直接接触的部位极易受到各种细菌或病毒的感染。烟会破坏血管内壁造成动脉粥样硬化而阻塞血液输送氧气给细胞，大量一氧化碳吸入体内，与红细胞结合，使红细胞载氧能力下降，从而降低了对各部分细胞的供血供氧。前面讲过，如果身体内含氧量低，那么体质易呈酸性，得癌症的概率自然不会低。

吸烟会导致人体抗癌基因的转变，破坏它的抗癌作用。更可怕的是，这种转变了的基因会传给下一代。中国目前约有75%的男性吸烟，而且还有上升的趋势。可想而知，香烟给中国人的健康带来了多么巨大的危害。

2．喝酒

酒本身是一种化学物质，当它进入人体后会分解产生致癌物，如乙肝病人如果再喝酒，就非常容易转化成为肝癌。酒也是一种溶解剂，对小肠黏膜的破坏非常大，饮酒会致使更多的致癌化学物质直接侵入体内。酒还会使红细胞发黏，可以持续几分钟到几小时使血液循环受阻，造成细胞供氧不足。

大家都知道，维生素对促进正常的新陈代谢和保护身体所有系统（包括免疫系统）起着至关重要的作用。最重要的是，维生素还起着抗氧化的作用。

酒会破坏维生素的分子结构，使之低效甚至无效，降低人体对维生素的吸收，使人体的抵抗力下降，从而更易受感染，增加患癌的可能性。

3. 吃不良食物

肉类

你是喜欢吃肉，还是喜欢吃蔬果呢？你是否知道平时摄取肉类过多的人比摄取蔬果多的人更易患癌症呢？

研究表明，40%～50%的癌症是由吃不良食物引起的，在不良食物中肉食又占了很大的比重。

肉里含有大量的微生物，有些肉类因采买人不注意检查，本身就来自于已经患病的动物。吃下这类有问题的肉，得癌症的概率是非常大的。

我建议大家如果可以，最好素食，忌吃肉。因为肉吃得越多，越容易得癌。国外的研究证实，素食者的早逝的概率要比非素食者低一半。心脏病、癌症发生在素食者身上的概率也要比非素食者低得多。

现今物质条件好了，大多数人爱吃肉，粗粮、蔬菜、纤维素都吃得不够。动物血液中的细菌多，有的人喜欢吃牛排等物，特别是喜欢吃半生熟的牛排，其实这是非常不好的饮食方式。未经高温烹调的肉里所含的致病细菌会对人体造成伤害，有的细菌并非在人们刚吃下它不久就开始“动手”，它会潜伏下来，直到有一天免疫系统出现问题，再联合作乱的其他细菌一并爆发。而此时，往往呈现在我们外部的情形就是，医生宣布你得了危及生命的重病大病，如癌症。

所以，我要再次强调，如果可以，那么尽量素食，不吃肉，多吃粗粮和富含纤维素的食物。

脂肪

众所周知，肉里含有很多脂肪，即便是全瘦肉中也含有脂肪。一块全瘦的肉给人体提供的热量中有一半是来自这块瘦肉中的脂肪。食用过多的脂肪会危害身体健康。过多的脂肪可以使动脉粥样硬化，血液循环受阻，造成细胞缺氧。同时，过多的脂肪也会导致红细胞粘在一起，从而妨碍它们通过为其他身体细胞提供氧气的毛细血管。所以，我建议大家尽量摄入植物脂肪。

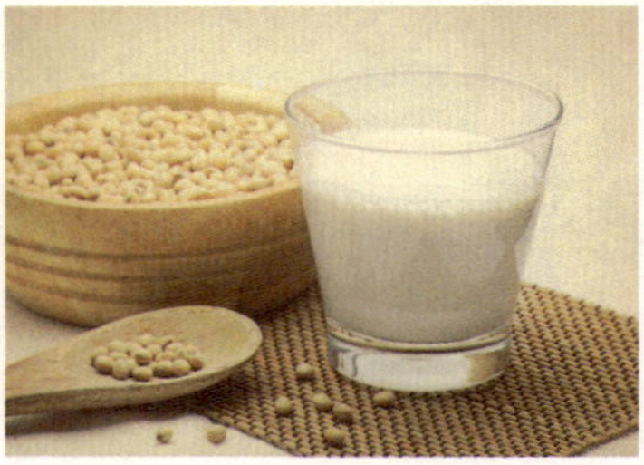

胆固醇

肉中的胆固醇很容易被氧化，氧化了的胆固醇是一种很厉害的致癌基因。我知道许多人喜欢吃烤肉。不知道大家发现没有，在烤肉时，如果脂肪滴入火中，会产生的一股蓝烟，蓝烟又熏到肉上。其实这种蓝烟是一种凶悍的致癌物质，名叫“苯并芘”。苯并芘是香烟中的主要致癌基因。假如你吃了0.5公斤炭火烤的牛肉，那么你所吃进去的苯并芘就相当于吸了二百支香烟。

除了上面提到的，有一些防腐剂也是致癌的化学物质。例如，做香肠所用的硝酸盐和亚硝酸盐都是强烈的致癌物。

现在，海洋、河流和湖水被许多危险的化学物质所污染，致使对鱼的食用也成了一个问题。

精炼的植物油

不但动物脂肪会使人易患癌症，精炼的植物油同样有害于人体。当油从植物中被榨出来之后，原来在种子外面包裹着不让其被氧化的保护膜维生素E被去掉了。被氧化了的油本身就成了致癌的化学物质，特别是乳腺癌和前列腺癌都与食用精炼油有很大的关系。

人体细胞膜由两层脂肪和一层蛋白质构成。正确的脂肪结构应该是S型的，称为CIS型，这样的细胞壁能抵御外来者的侵害。CIS细胞，是健康的细胞。精炼的植物油的脂肪结构是直一一型的，称为TRANS型，这样的细胞壁对于外来的能将细胞转换成癌细胞的侵害物的抵抗力很低。

发霉食物

在购买食物的时候，一定要检查并闻一闻是否有霉，如：没有晒干的花生上所生的霉可产生一种叫黄曲霉毒素的化学物质，它是很可怕的致癌物质。糙米、小米、玉米之类的全粮，以及像芝麻、核桃等的种子也有可能发霉。请不要吃任何发霉了的食物！

食用发霉食物的多见于老人、小孩，以及较为贫困地区的人们。小孩年纪小，对食物是否安全缺乏判断力。老人和贫困地区的人们也许看出食物发霉了，但因有“还没烂掉”“把发霉的地方去掉还可以将就吃”等想法，也出现过不少明知有危险，却仍食用发霉食物的情况。

在这里我要跟大家强调，发霉的食物具有高致癌性。无论食物发霉情况严重与否，只要有丁点发霉，一定不可再食用。为避免小孩误食，最好在发现后能够立即丢弃。

精炼食物

精炼食物已失去了通常能帮助防御癌的维生素、矿物质和植物化学成分的抗氧化作用。同时，由于精炼食物中缺少纤维，使得摄入体内的易引起癌症的有害化学物质不能很快地被清除掉，这些化学物质甚至可在肠内待一个星期以上，因此极易使人患肠癌。应少吃精炼食物，多吃粗粮和蔬果，因为吃精炼食物的人得癌概率高。

中国古老的文字“癌”早已经叫我们看出癌症是从三张嘴引起的，一个“口”吸烟，一个“口”喝酒，一个“口”吃肉，就长出了一座“山”一样的肿瘤，于是就得了病。为了防癌就要从这三张嘴上下手，管好了这三张嘴就可免去75%的癌。

切记“病从口入”，吃对吃好不得癌

一听说得了癌症，每个人都如同晴天霹雳。不少人在心中反复地问自己：“怎么会是我呢？怎么可能会得癌症呢？”

前面已经讲过，引发癌症的原因是多种多样的。若是先天基因因素这类，我们无法控制，但生活方式好不好，却是可以由我们自己决定的。

以“吃”，即“营养的摄入”为例，营养缺乏，营养过剩和营养失调都是引发癌症的主要原因。与癌症发生有关的营养成分有：脂肪、维生素、矿物质、蛋白质、热量、纤维等。受这些成分影响而容易患的癌症主要有食道癌、胃癌、肝癌、结肠癌、乳腺癌及肺癌等。

下面，我具体来讲一下癌症与营养有什么关系。

据统计，癌症已位居中国人各类死因中的第一位，成为严重危害人们健康的疾病。癌症的发病主要原因是饮食、遗传、病毒、环境等，最主要发病原因为饮食，其中不可忽视的是肉、蛋、奶类。

饱和性脂肪

饮食中食用过多的饱和性脂肪，饱和性脂肪会堆积在血管里引起动脉粥样硬化，造成血管堵塞，使细胞缺氧，缺氧的细胞会形成癌细胞。摄取过多饱和性脂肪的饮食习惯可使结肠癌、乳腺癌、前列腺癌等的发病率增加。

维生素

缺乏维生素 A 会破坏上皮细胞的健康，减弱对疾病的抵抗力，促使癌细胞形成。缺乏维生素 C 与维生素 E 就会形成有害物质——自由基，促使癌瘤形成。

纤维

缺乏纤维会造成结肠癌的发生，因为纤维是身体内的清道夫，能加快肠道内粪便的排出，缩短粪便在肠道停留的时间，减少了致癌物质与肠壁接触的时间。

矿物质

矿物质中的硒具有防癌、抗癌作用。它是人体内生物氧化过程中重要的酶—谷胱甘肽过氧化酶的重要组成成分，可清除自由基，保护细胞结构，硒还能增强与抗肿瘤有关的免疫反应。

糖类

糖类是癌细胞的生活能源，主要后者依靠血糖作用而生存。血液中的血糖约有57%被肿瘤消耗掉，因此，癌细胞最喜欢糖。糖还会对机体免疫系统产生有害的影响，会使白细胞吞噬能力降低。尤其是精白糖，不但缺乏维生素和矿物质，而且会消耗掉体内矿物质和B族维生素。食糖过多，会削弱人体内白细胞抵御病毒进攻的能力，使人体免疫功能减弱。食糖过多者的癌症发病率比食糖少者高4～5倍。

钠盐

随着钠盐摄入量增加，胃癌、食道癌、膀胱癌的发病率都会增加。高盐低钾的饮食是发胃癌的重要原因。食盐也是胃癌的“催化剂”。

大蒜

大蒜性味辛、温，有强烈刺激气味。大蒜含有挥发油，主要成分是大蒜素，是一种植物杀菌素，含硫、硒和锗，硒有抑癌的效能，锗可以预防胃癌，有机锗能促进血液循环，诱发体内干扰素，将巨噬细胞诱变为抗癌性巨噬细胞，增强病人病变细胞的抵抗力。大蒜素能阻止人胃中亚硝胺生成菌的生长，从而减少了亚硝胺的合成，减少了胃癌的发生。因此，我们将大蒜作为防治癌的常用食物。

茄子

茄子性味甘、凉，有散血止痛、利尿解毒等功效。主含龙葵硷，其含量以紫皮茄为多，此物质可抑制消化系统癌症。

大白菜

大白菜性味甘、平，有解热除烦，通利肠胃的功效，富含抗癌维生素，另含有微量元素钼较多，能阻断致癌的亚硝胺合成，含有硒在人体内有助于生成谷胱甘肽，使癌的发生率下降。

卷心菜

卷心菜性味甘、平，有补骨髓、利关节、壮筋骨、益脏器和清热痛等功效。目前已知其中所含的成分吲哚 -3- 乙醛及黄酮类化合物，都可诱导肝脏中芸烃羟化酶活性提高 54 倍，预示着抗癌力显著增强。有研究发现卷心菜能降低胃癌、结肠癌及直肠癌的发病机会。

萝卜

萝卜有清解、利尿、消炎、化痰止咳等功效，萝卜含抗癌物吲哚，实验表明食萝卜可减少动物肿瘤的生成。笔者特别推崇萝卜，希望大家多食萝卜，不要喝酒。这样不但能防病治病，同时有防治癌症的作用。锌在萝卜中含量较高，而锌元素有很强的抗癌活性。

胡萝卜

胡萝卜有健胃脾、助生津及益气补中之功效，对积食痞结有通便化滞之效。胡萝卜，富含维生素 A 源（13- 胡萝卜素），是“防癌系统”的营养成分。

对身体零伤害的纯天然抗癌疗养法

人们认为化疗、放疗是治疗癌症的必需方法，但对此进行过了解的人都知道，化疗、放疗时不仅癌细胞被杀死，健康的细胞也被同时杀灭。正所谓“杀敌一千，自损八百”。到疗养院里治病调养的癌症病人，有不少都是在经过反复化疗后不仅健康细胞被破坏，且癌症最终仍未得到根治或反复复发的病人。他们经受巨大的痛苦，却仍无法痊愈，得不到解脱。

其实，透过我们的临床实践表明，控制饮食对预防和治疗癌症有著非常有效的作用。说来原理并不复杂，前面讲过，癌细胞需要“食物”，需要适合它生长的体内环境，那么，通过断绝癌细胞喜欢的食物、改善体质的食疗方法，便能有效预防和调养癌症。

在讲解抗击癌症的食疗方法之前，大家需要了解一些关于癌症的基本知识：

1. 每个人的体内都有一定数量的癌细胞。在癌症筛查测试中，这些数量的癌细胞是不会被检测出来的，除非它们已经增殖到了好几十个亿。所以，当医生告诉他的患者说，“经过治疗后，你的体内已经没有癌细胞”，那只是意味着患者体内的癌细胞数量低于能被检测出的数值。
2. 在人的一生中，癌细胞会增殖 6 ～ 10 倍。
3. 我们的免疫系统在正常情况下会不断地抑制癌细胞，以防止癌细胞成倍地增长形成肿瘤。
4. 当一个人患了癌症，那就表明这个人营养不良。这有可能由遗传、环境、食物或是生活习惯等因素引起。
5. 改变饮食习惯，多吃新鲜的有机蔬菜（碱性食物），可以增加抵抗力，从而改善营养不良。
6. 化疗虽然可以杀死生长的癌细胞，但与此同时也会杀死身体内的免疫细胞，从而会造成器官的损伤，例如造成肝脏、肾脏、心脏、肺损伤等。
7. 放疗在杀死癌细胞的同时也会损伤正常的细胞、组织和器官。
8. 虽然刚开始进行化疗和放疗时，可以看到肿瘤明显缩小了，但随着治疗时间的延长，之后的治疗并不会对肿瘤有太多的影响，效果不再像刚开始那么明显。
9. 长期接受放、化疗的患者，其免疫系统也会受到严重的损伤和破坏，因此，他们会有各种各样的感染和并发症。

10. 放、化疗会造成癌细胞突变从而产生耐受性，使得它们更难被杀死。

11. 最有效治疗癌症的方法就是不给予癌细胞生长所需要的营养，从而使它们活活地被饿死。

饿死癌细胞，滋养好细胞

得了癌症只有完全断绝它能生存的食物，才有可能控制癌症。硷性食物是让癌细胞不能生存的食物，蔬菜里含有钾、钙、铁、钠、β－胡萝卜素、维生素 C、维生素 E 的，属于碱性食物。只有采用断绝酸性食物的调养才能获得健康。

癌症转移、复发，是癌症治疗中最常见的难题。为什么这种情况会频频出现呢？

医院治疗癌症的方法是用手术、化疗、放疗治疗，用化学药品治疗，把癌细胞杀死同时也把身体所需要的免疫细胞破坏了。与此同时，癌症病人往往会补充动物蛋白质食物，如：牛奶、蛋、肉，这些食物正好是免疫细胞不喜欢、癌细胞非常喜欢的食物。癌细胞被“滋养”得很充分，这就是做完手术和化疗后癌症转移、复发率很高的重要原因。

癌症细胞本身就是独立的细胞，是酸性食物造成细胞改变性质而独立生长的细胞。如果不改变吃酸性食物的习惯，癌细胞就会增多形成肿瘤。前文讲过，目前全世界所有的研究报告显示，癌症病人的体液都呈酸性，越到晚期，酸性越强。既然癌细胞仰赖我们吃的酸性食物生存，那么如果我们不给它提供酸性食物，它就无法生存。这就是我们进行天然食疗方式预防和治疗癌症的理论基础。

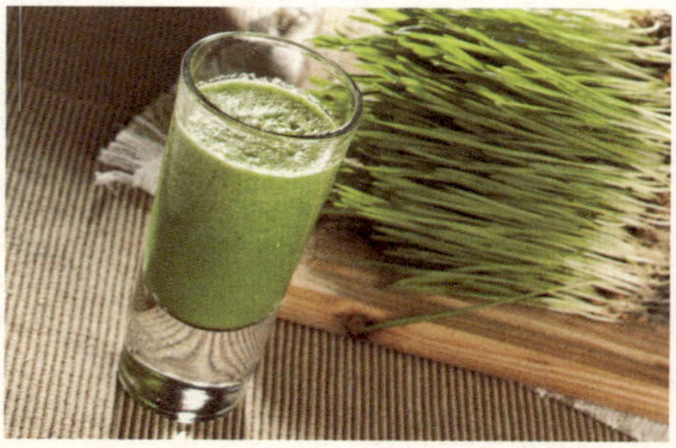

我们每年都会遇到许多癌症患者。

我们严格禁止这些癌症患者吃酸性食物，连碳水化合物都不能吃。一般来说，我们会让癌症患者至少六周不吃酸性食物，只供应给他们新鲜纯天然的有机小麦草汁加有机蔬菜汁，或者让他们生吃有机蔬菜。

Healthy 新鲜小麦草汁

小麦草有吸取泥土里面的矿物质的能力。新鲜的小麦草汁含有 18 种氨基酸、很多的活酵素、维生素 A、B、C、E 等，还有矿物质钙、铁、钠、钾、镁、锌、磷、硒等，这些都对我们人体有益。小麦草中还含有 70%的叶绿素，人类血液里的血红蛋白（血红素）和小麦草里的叶绿素的分子结构非常相似，摄入叶绿素可大大增加身体对癌细胞的抗阻能力。

纯小麦草汁加新鲜有机食物可以提供给身体内的免疫细胞足够的营养动力，癌细胞却无法从中得到能量，健康的、充满力量的免疫细胞会消灭饥饿无力的癌细胞，于是，癌症病人就会逐步恢复健康。在我们的临床治疗中，通过使用小麦草汁加蔬菜汁破坏肿瘤的疗法病情大大好转的病人不胜枚举。

正确的食疗可使好细胞不再变质

身体细胞不断为存活而作战，随时想把体能调回健康状况，但是我们也会很沮丧地发现，身体组织在这个过程中会“被破坏”。为了作战，我们的身体会制造乳酸来复健，但是乳酸一旦过量就会产生毒性，致使细胞在尚未成熟之前就开始分裂（繁殖），这种挣扎的副产品就是恶性肿瘤。因这些尚未成熟的细胞未能具备细胞呼吸的能力，属于变质的细胞，对人体的危害太大了。为了恢复细胞活力，我们采用“类同造病”的方法给予人体少量的人工发酵的乳酸来排除体内制造的病态乳酸。具体的做法：断绝对身体提供一切食物，让病人只食用纯小麦草汁加蔬菜汁。

正确的食疗等同于手术

在癌、肿瘤的发展过程中会出现这样的情况：正常细胞的生长退化，而肿瘤细胞会增生，外显的情形就是癌症病情一再加重。实际上，正常细胞的生长退化和肿瘤细胞的增生都与摄取蛋白质的量和方式有关。

如果长期不科学地食用动物蛋白质，细胞就会在未成熟就分裂增生，细胞为了生存就演变成癌细胞。未成熟细胞分裂越多，肿瘤就越大越严重。

我们在治疗中主要使用的纯小麦草汁加蔬菜汁中不含任何动物蛋白质，且含有免疫细胞必须摄取的氨基酸。按照我们的调养方案喝下纯小麦草汁加蔬菜汁之后，癌细胞无法获得足够的动物蛋白质支撑它存活，而免疫细胞却能吃到它所需要的食物，这时它就会开始攻击人体非必要之物质，如：不正常生长的细胞、废物、肿瘤等，这种过程就像一种没有手术刀的手术，免疫细胞就像手术刀一样小心翼翼地完成着清除癌细胞的手术。

食疗—对身体零伤害的调养法

人类吸收的所有营养均来自植物与阳光，肉类与动物性食物是由动物转化植物能量而成。当我们直接吃蔬菜和水果时，我们摄取的是“植物 + 阳光”的能量，以及植物从土地中吸收的矿物质、维生素与纤维组织，当然还有酶素。蔬菜一旦榨成汁，差不多所有的养分都存在于蔬菜汁里，如果蔬菜未经煮、炒，那么绝大部分的养分都可得以保留。蔬果汁是高能量的浓缩营养，说它是食物倒不如说是食疗或食补浓液。蔬菜汁又以来自有机蔬菜的为最佳。

我们对来这里求助的病人全部采用纯天然的食疗法，不光是癌症，脑中风、胃溃疡、痛风、风湿、坏血病、皮肤病等种种的疾病透过我们的纯天然食物调养法大多都可得到缓解，甚至治愈。

我们的临床调理和治疗经验告诉我们，不伤害身体的好细胞，只杀掉病变细胞，对身体伤害降低到最小的治疗方法就是食物调养法。

食物调养法的重要一步…1 停食

很多人一听到喝蔬菜汁，就会立刻产生排斥的心理，因为喝汁会使他们联想到营养不良，甚至死亡，这种一连串的想法和天灾、战争等“强制的停食”连在一起，把停食和饥饿混淆。采用停食疗法，能清理变质的细胞，调整体酸碱度，组织供应免疫细胞所需要的营养，以维持身体健康的状态。停食如果在适当的期间进行，反而是增进健康、治愈疾病的过程。

疾病的原因只有一个，表现于外表是症状，医生虽然能治疗症状，但是不能解决根本的致病原因，因此不能真正地治愈疾病。致病的根本原因还是食物，由于吃了比实际需要更多的食物，就是导致疾病的原因。如果全部的食物能够被消化、吸收、排泄出来就毫无问题，如果体内蓄积过多的食物，就会造成血管阻塞、血液循环不良的毛病，这也正是诸病产生的原因。

停食就是把这些蓄积的食毒—老旧废物—排出体外。停食可以使我们的身体器官和体液获得“洗涤”，从而使得身体内部环境和我们的精神获得更新。

血液的污浊是万病产生的因素，而污浊乃是由于摄取错误和过量的食物所致。所以，停食是清除血液污浊的最有效手段。

食物调养法的重要一步…2 排泄

生命的结构，可分为食物的消化、吸收利用和排泄三个阶段。如果排泄不良，体内废物堆积，就会造成疾病，因此，预防疾病，排泄和摄取同样重要。

“摄取食物会抑制排泄”，也就是说“吸收会阻止排泄”，这是生理学的理论。也就是说，身体不能同时吸收和排泄，因此吃得太多容易造成便秘，这点相信大家很容易了解。

停食或减少食物的摄取，能够使排泄顺畅。或者说，停食能够促使身体排泄和自愈，重新展现生命力。

胃、肠、肝脏、胰脏等消化器官，将米、面、鱼、蔬菜、豆类等食物经由复杂的化学性消化变化成血和肉，这是非常耗费生命力和劳力的一大工程。因此借着停食让消化器官工作让它得以休养，使生命力能够趋向于排泄及治疗疾病的反应方向。

当我们得病时，往往会有“缺乏食欲”的反应，其实这就是身体让消化器官得以休息，而出现自然治疗的过程。

停食会让我们排出宿便，而且会排出大量污浊的小便，有时还会出现口里发黏、出现大量的痰、皮肤失去光滑、吐气时发出臭味、发疹（荨麻疹或湿疹）、浮肿等现象，这些都表现出排泄的反应。

我们采取停食疗法，帮助了很多疑难病人。停食疗法使得皮肤年轻而有光泽，眼睛熠熠生辉，表情舒畅，看起来好像年轻了 10 ～ 20 岁。更具体地说，我们经临床验证，停食疗法可以在癌症调养中获得以下疗效：第一，能帮助癌症病人恢复健康。第二，能帮助恢复听力。第三，能帮助恢复视力。

食物调养法的重要一步 ...3 喝汁

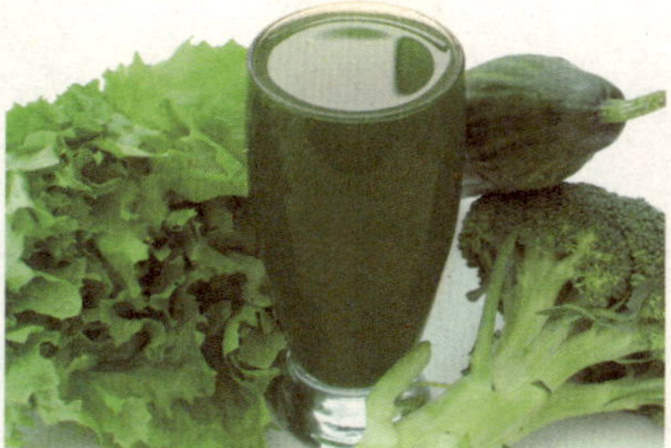

新鲜的蔬菜含有丰富的矿物质、维生素、和酶素。新鲜的蔬菜汁是蔬菜生命的精华。喝生的蔬菜汁，可使体内微妙的生理作用所需要的矿物质和维生素以活的形态源源不断地进入体内，也就是将它的“生命”供给身体。

Healthy

蔬菜汁就是天然药物

现代疾病（非传染性疾病）的重要特征，是以因多食肉类、精加工食品而形成“蛋白质、脂肪、碳水化合物过剩病”，其实也可以看作是“维生素、矿物质的微量元素营养缺乏症”。

所以，若通过断食断绝肉类、精加工食品的摄入，改用蔬菜汁将维生素、矿物质摄入体内，就能对现代病（癌症、脑中风、心脏病、糖尿病等）起到良好的调养效果。

蔬菜汁内含有大量的酶，这类酶能够将体内的酸毒物、废物进行燃烧、分解、排泄等解毒处理，从而把体内各细胞结合起来发挥最大的作用。

在多年的工作经验中，我们见证了蔬菜汁、水果汁生机食物治愈病人所取得的显著成绩。经验证明，蔬菜汁、水果汁可以将生命的能源吸收入体内。疾病是生命的能源不足和障碍所产生的状态，浓缩的有机蔬菜汁内隐藏着使疾病治愈的强大力量！

以下是几种我们最常选取用于榨取蔬菜汁的食材：

01 胡萝卜的疗效

胡萝卜在食物疗法里是最强的万病妙药。因为胡萝卜含有人体所必需的矿物质和维生素，而且也是营养最均衡的蔬菜。

胡萝卜含有多种矿物质，对于胃肠、肝脏的净化最具有效果。治疗肝脏病（乙肝、丙肝等），常使用大量的胡萝卜汁，其目的就是将肝脏内贮藏的废物、毒物质加以溶解。

胡萝卜含有大量的维生素 A，对于恢复视力，以及其他的眼睛疾病具有特别的功效。胡萝卜也是钙质的最佳供给来源之一，对于牙齿和骨髓的形成非常有益。

胡萝卜汁拥有调养身体对抗疾病和增强抵抗力的作用，对于扁桃腺炎、鼻炎、咽喉炎、支气管炎、肺炎等有很好的疗效。

胡萝卜可以被称作是预防癌症的代表食物。饮用胡萝卜汁不但可以预防各种癌症，对于不孕症和神经系统的疾病也有疗效，尤其以胡萝卜和包心菜混合菜汁疗效最佳。

02 红菜头的营养价值与治疗

红菜头是补血最好蔬菜，另外，在使用它的过程中最好再搭配胡萝卜。

红菜头含丰富的钾、磷、铁及维生素，是妇女和素食者补血最佳的天然营养品。它的纤维颇高，亦能帮助消化，促进肠胃蠕动。

红菜头营养价值中的最强之处在于它的抗氧化作用，它能够帮助身体吸收另一种脂溶性氧化物维生素 E。也就是说，多吃红菜头，可以促进身体有效摄取维生素 E，提高身体的抗氧化保护作用，所以它也是非常有效的防癌蔬菜。

较之我们熟悉的红色蔬菜，如番茄、紫椰菜，红菜头中含有的红色食物独有的天然抗氧化物甜菜红 (Betalains)，含量要高得多。它在防癌、抗衰老及提升身体抵抗自由基伤害（延缓老化）方面亦效果显著。近几年，使用甜菜根榨汁治疗癌症病患，控制癌症疗效十分明显，由此可见红菜头的食疗价值。

红菜头最理想的吃法是生吃，洗净后榨汁饮用最好。喝半杯红菜头汁等于一份蔬菜。它含有的营养成分极高，钾是 442 毫克，铁质是 1.09 毫克，可称得上是高钾及高铁质食物。

如能经常进食，对维持身体细胞正常生长、帮助控制血压和心脏肌肉舒张及预防贫血，都是有显著疗效的。

食谱推荐

凉拌红菜头

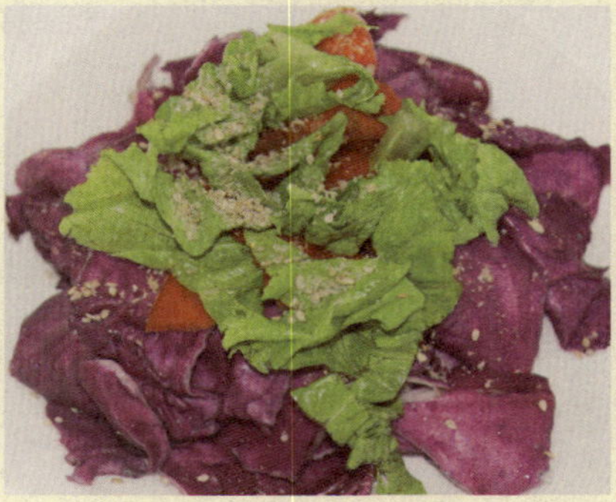

材料

1. 红菜头1个、柠檬1个、生菜1颗、薄荷叶5片。
2. 蜂蜜20克、芝麻粉20克、盐适量。

做法

1. 先将红菜头蒸熟切丝再加盐腌制备用。
2. 把腌制好的红菜头撒上芝麻粉，加柠檬汁和蜂蜜拌匀。
3. 将洗净的生菜叶、薄荷叶切丝，撒在红菜头上拌匀即成。

03 黑萝卜的营养价值

黑萝卜营养丰富，郁香而柔韧，有“黑参”之誉称。黑萝卜含有丰富的胡萝卜素、维生素A、C、E及钙、钾、铁、锌等微量元素，有清热生津、凉血止血、下气宽中、消食化滞、开胃健脾、顺气化痰的食疗功效。

04 西兰花的营养价值

西兰花堪称美味的蔬菜良药，每100克西兰花中含蛋白质3.6克，碳水化合物5.9克，脂肪0.3克，钙78毫克，磷74毫克，铁1.1毫克，胡萝卜素25毫克，维生素C110毫克。西兰花中含有的矿物质成分比其他蔬菜更多更全面，钙、磷、铁、钾、锌、锰等含量很丰富，比同属于十字花科的白菜花高出许多。西兰花在食疗运用中功效显著，可以有效地帮助患者降低癌症、骨质疏松、心脏病以及糖尿病等的发病概率。

05 白菜的营养价值

大白菜有“菜中之王”的美名，在中国北方的冬季，大白菜是餐桌上必不可少的蔬菜，民间常有“冬日白菜美如笋”的说法。

大白菜具有较高的营养价值，它含有丰富的维生素 C、维生素 E，多吃白菜可以起到很好的护肤和养颜作用，也可防止因缺乏维生素C而引起的坏血病。白菜中还含有微量元素，它所含的纤维素亦能起到润肠、促进排毒的作用。

在中医理论中，大白菜性平，适合所有人食用。慢性、习惯性便秘，伤风感冒，肺热咳嗽，咽喉发炎，腹胀及发热之人更宜食用白菜。

白菜浑身是宝，用白菜叶贴脸可以减少脸部的粉刺生长。

白菜汁可以治感冒。用白菜根加红糖、姜片、水煎服，或用白菜根三个，大葱根七个，煎水加红糖，趁热饮服，盖被出汗，感冒即愈。

白菜洗净切碎煎成浓汤，每晚睡前用其洗冻疮患处，连洗数日可以对冻疮患处起到很好的缓解和治疗作用。

大白菜的吃法比较多，从烹调方法上看，无论是炒、溜、烧、煎、烩、扒、涮、凉拌、腌制，都有可以做成美味佳肴，特别是同鲜菇、冬菇、栗子等同烧，可以做出很多特色风味的菜肴。

在烹调白菜时需注意以下几点：

1. 切白菜时，宜顺丝切，这样白菜易熟。
2. 如果要取汁，不宜用煮焯、浸烫后挤汁的方法，这样营养素会大量损失。最好直接榨汁，最大限度地让营养物质留在菜汁中。
3. 腐烂的白菜含有亚硝酸盐等毒素，亚硝酸盐能使血液中的血红蛋白丧失携氧能力，使人体发生严重缺氧，甚至造成生命危险，所以腐烂的大白菜一定不能食用！
4. 如果采用煮食，那么白菜在沸水中焯烫的时间不可以过长，最佳的时间为 20 ～ 30 秒，否则烫得太软、太烂，就不好吃了。

大白菜营养价值介绍

维生素（毫克）	A	B_1	B_2	B_6	B_{12}	C	D	E	
	13	30	40	90	—	9000	—	360	
生物素（毫克）	K	P	胡萝卜素	叶酸	泛酸	烟酸			
	59	—	20	61000	600	300			
矿物质元素（微克）	钙	铁	磷	钾	钠	铜	镁	锌	硒
	43000	700	33000	90000	48400	40	9000	870	390

食疗中的各种排毒反应

喝蔬菜汁为何会出现不良反应呢？

当癌细胞无法得到它喜欢的食物时，它便会挣扎，癌细胞一挣扎，表现在外的就是食疗的病患出现不良反应。

一般来说，这种反应常会持续几个星期，直到癌细胞没有生命力，毒素才能排出来，毒排出之后，患者会立即感受到能量和健康的巨大回升力。

不同的患者，不同的癌症，会有不同不良的反应出现。在某些癌症的食疗过程中，不良反应会重复出现多次，但可以肯定的是，每一次强度都会稍减，直到患者适应食疗。

食疗中可能出现的各种症状

一般来说，患者开始喝汁 7 天内，身体会开始排泄。

患者首先会出现拉肚子的排毒反应，还会显出各种症状，如：口臭（体内的老旧废物变成气体由肺排出体外）、口腔有异常味、口和齿有黏液、唾液较苦、舌苔较厚、发皮疹、口腔炎、体臭、出血（患牙周病的牙龈会出血，有病的子宫会出血）、污浊的痰、浓色的尿、黑褐色的粪便、呕吐等体内老旧废物的排泄反应。

有时也会有发热，全身疲倦感、头痛、头晕、目眩、想睡、发冷、心跳等反应。

停食和喝汁会让突然改变饮食习惯的患者产生忧郁反应，忧郁反应会产生恐怖感和焦躁感，疲倦感也会产生。这些都是因为各器官在停食期间休息的缘故，不必过于担心。

有时疾病的患处和旧病患处会产生疼痛的不快感，如患胃病的会胃痛，患脑病的会头痛，肾脏不好的人会腹痛和腰痛，大量饮酒的会产生酒精气味的口臭，抽烟过多的人会咳出污浊的痰，经常吃药的人皮肤上会出现药疹，呕气的现象会增强等。

这些反应，就是体质改变的效果，出现愈早，反应就愈强烈，这也表示喝汁开始起效了。相反，如果没有任何反应，则表示喝汁还没有效果。

以上反应过后，患者会开始感觉到身体的变化：面色开始红润，皮肤变得光滑，很少出现苍白的面色。这是由于通过食疗排出了皮肤的老旧废物，免疫细胞增加，血液运行顺畅的结果。当然体重也会减轻，脂肪多的人也有减肥的倾向。

这里必须提醒一件事：如果强烈腹泻和呕吐连续几天不停，就要考虑中止喝汁。

喝汁疗法会导致腹泻和呕吐的人，大约只有15%以下，通常发生在喝汁的第一天。那是由于解毒的脏器—肝脏—充分地运转，排出大量的胆汁，胆汁又逆流到胃部以及胃部以外的地方而产生。

腹泻和呕吐时间长的可以连续一个星期，甚至有脱水的情形出现，晚期癌症病人常会出现这种情况。呕吐、腹泻是体内老旧废物排泄的现象，也是疾病治愈的象征，如果反应太强，持续太久，出现脱水症状时，就要考虑中止喝汁。

食疗过程中的一般规律性反应

初期：第 2 ～ 4 天，猛然感觉到身体对“食物”的强烈需要，看到食物或听到食器的声音，就会分泌唾液，胃肠也会咕噜咕噜地叫，看到电视上介绍食物的广告就特别地注意。在这个时期，有些人有特别强烈的反应，会产生失眠、焦躁、难以形容的不快感、脉搏跳动快速等情况。同时，在这个阶段，体重大约 1 天会减少 1 ～ 1.5 公斤。

中期：第 3 ～ 5 天，这个时期不再有饥饿感。但是有些人会产生舌苔生厚、口臭、皮肤、舌头、口唇干燥、口渴、血压降低、脉搏缓慢、呼吸深而迟缓、全身疲倦、头晕目眩、头痛等现象。各种症状好像病情恶化一样，体重 1 天大约减少 300 ～ 500 克。

后期：第 6 天以后（有些人可能会在 15 天以后）。全身的倦怠感消失，恶化的各种症状也消失。精神变得非常爽利，脸色富有光泽，口臭和舌苔也消失，精神的不安、紧张、压抑感也完全不见了。元气逐渐恢复。在元气恢复的同时，变得容易熟睡，且精神兴奋。

食疗的期限

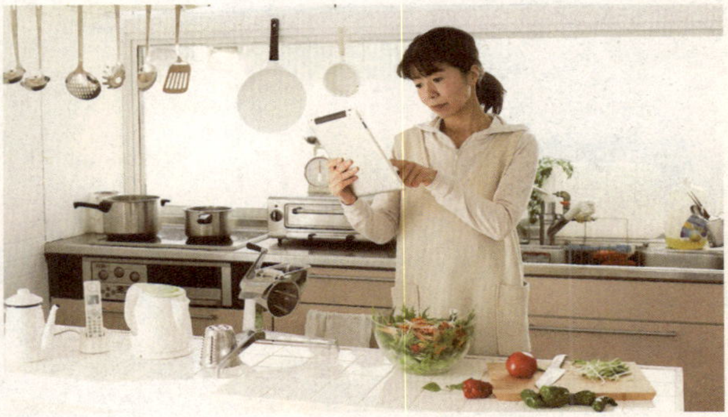

一般来讲，喝汁的时间，因各人的病状和体质的不同而不同，正确地喝才能起到良好的效果，这中间很有讲究：

- 身体呈亚健康状态的人为了调整体质，喝 1 ～ 2 周比较适宜。在这期间，可以喝果汁、蔬菜汁和浓豆浆。

● 对于慢性病患者（高血压、肠胃病、关节炎、中风和心脏病等）喝汁应该持续约 2 ～ 4 周。在这期间，选取蔬菜汁（胡萝卜、土豆、芹菜）、水果汁（苹果、梨、芒果等）、浓豆浆为佳。

● 对于发热性疾病和腹泻、发疹的急性病人，只需要喝汁 2 ～ 3 天。喝汁期间最好针对相关病症喝对应的蔬菜汁。

除了癌症外的其他各种常见病症的食疗法我们在后面的章节会一一讲到。虽然不同病症选取的食材不同，但喝汁的期限都最好参考上述要求执行。

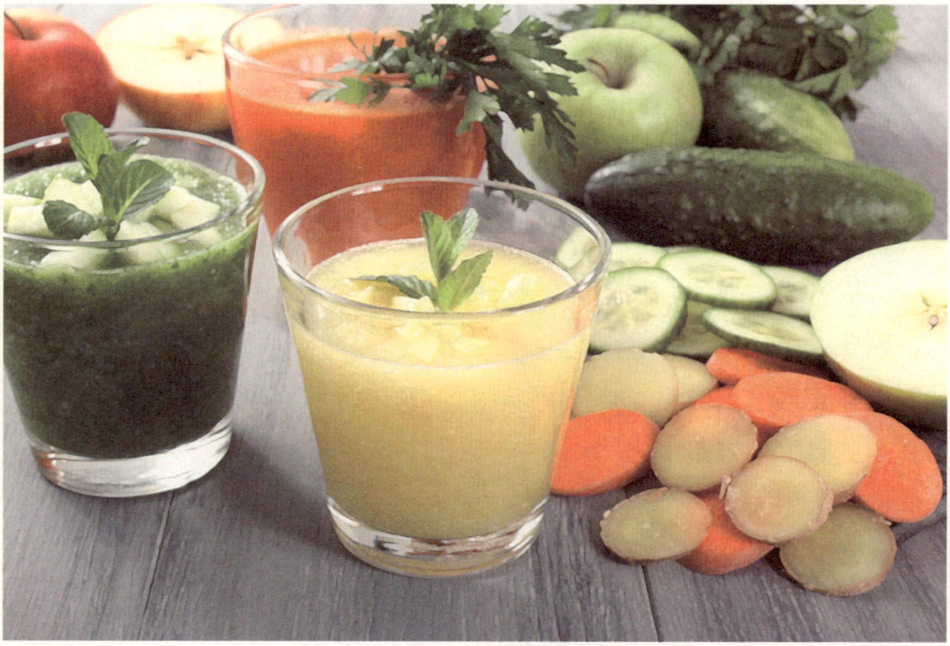

癌症病人蔬菜汁一周安排

	小麦草汁		苜蓿芽菜 100 克		小麦草汁 100 毫升	苜蓿芽菜 100 克	
	100 毫升	红豆浆汁 500 毫升	红豆浆汁	黄豆浆汁 500 毫升	红菜头汁 400 毫升	大白菜 100 克	亚麻籽水 500 毫升
	500 毫升		苜蓿芽菜		柠檬汁（半个）	西兰花 100 克	
100 克	黄豆浆汁	9：00	11：00	13:00	15:00	17:00	19:00
500 毫升	小麦草汁	9：00	11：00	13:00	15:00	17:00	19:00
100 毫升	苜蓿芽菜	9：00	11：00	13:00	15:00	17:00	19:00
100 克	亚麻籽水	9：00	11：00	13:00	15:00	17:00	19:00
500 毫升	7：00	9：00	11：00	13:00	15:00	17:00	19:00
	胡萝卜汁	9：00	11：00	13:00	15:00	17:00	19:00

每日食疗、作息安排

Check this！

06:30 … 做体操、轻松的散步等。

07:00 … 喝小麦草汁 100 毫升加胡萝卜汁 400 毫升（共 500 毫升）：要用有机胡萝卜，洗净后榨汁。

09:00 … 喝纯豆浆汁 500 毫升。

11:00 … 喝小麦草汁 100 毫升加黑萝卜汁 400 毫升（共 500 毫升）要用有机黑萝卜，洗净榨成汁，加入柠檬汁。

15:00 … 喝纯豆浆汁 500 毫升。

17:00 … 喝小麦草汁 100 毫升加包菜汁 400 毫升（共 500 毫升）要用有机包菜，洗净榨成汁，加入柠檬汁。

19:00 … 喝一碗亚麻籽水，结束一天疗法。

对于癌症的误区有哪些？

所有癌症中 50% 是吃出来的，这是科学家们经过社会调查、科学分析后得出的结论。越来越多的研究结果表明，癌症与生活方式尤其是饮食习惯密切相关。高盐饮食是产生食道癌的主要原因，高蛋白、高脂肪、高胆固醇食物造成多种癌症。

误区 1　有病乱投医

多数人不明白为什么自己会得癌症，不明白导致癌症发生的根本原因是什么。得癌症找原因的人很少，寻求医治的人很多。他们焦急、盲目地用化学药品进行“治疗”，结果病情恶化，造成死亡。其实，很多时候不是病人非死不可，而是找错了“医生”。只有找对了“医生”，恢复健康的可能性才会增大。

什么“医生”最好呢？那就是蔬菜，它是我们人类的超级医生。用蔬菜来调养癌症听起来好像神话，但蔬菜能帮助癌症病人回归健康的生活方式这是事实。

很多人得了癌症不知所措，大多数人存在着对于癌症认识的盲区和误区。当你得了癌症，你的首选最好是先做手术移除癌肿瘤，然后选择有机蔬菜碱性食物调理，不要相信一些所谓的抗癌药宣传和中药保健品，你应该从生理情况去了解，你为什么会得癌症。找出原因才会有解决的办法。

误区 2　癌症不能预防

许多人都认为癌症是预防不了的，谁能说准什么时候就得癌症了，那都是天意。摊上了癌症，就算倒霉。有多少人能明白癌症是不良生活习惯造成的呢？

正因为癌症是不正确的生活方式造成的，所以癌是可以预防的。

大量的研究结果表明，75%的癌症和生活习惯有关系，远远超过先天遗传、环境污染和病毒等无法抗拒的因素。与职业和环境有关的癌症大概不会超过 10%，来自遗传因素的癌症只占 2%。这就是说预防癌症的主动性掌握在自己手里，选择健康的生活方式，患癌的可能性就会大大减少。

而且，现代医学证明，肝癌、肺癌、胃癌和食道癌等癌症，都是可以预防的。如果采取正确的生活方式，不吸烟、不喝酒、不吃肉食和精加工食物，癌症会远离你的。

误区3 患癌后坐等死亡

许多患上癌症的人会这么说：那么多的富豪、明星、权贵，他们有大把的钱和权，得了癌症还能怎么样呢？不是多数都逃不过死亡的厄运吗？我们没有钱和权，得了癌症只有坐以待毙了。一些患者认为得了癌症不如拿着现有的钱吃吃喝喝、游山玩水享尽人间快乐，死了不遗憾。

如果你改变生活方式，尝试一下生机饮食，你就会知道癌症不是绝症。用健康的生活方式预防和治疗癌症，已经不是梦想。

世界卫生组织早就将癌症定义为一种可防可治的慢性病，是可以预防的。即使得了癌症，如果能改变生活方式，有许多癌症不需要放疗、化疗等治疗，可以在手术切除恶性肿瘤后仅采取自然食物调理的方法恶性肿瘤。80%的癌症都有希望治愈。

采取生机饮食调理的方法后，可以缓解患者疼痛、延长患者生命。同时，积极的心理状态，能增强大脑皮层的功能和整个神经系统的活力，使人体抗病能力大大提高。

误区4 专家都能治疗癌症

有些人患了癌症，急于抓到一根救命稻草，认为医生就是权威，将医生的话奉为圣旨。还有的听说某位专家治疗癌症有把握，就认准专家并不顾一切把自己交给他治疗。

有些病人明明可以治愈，却因选错了食物而丢掉性命，医生告诉他要补营养，他就按医生意思开始大补特补，结果致使癌细胞扩散。千万记住不要让不懂营养学的人害了你，误导了你。如果你患上了癌症，一定要去正规医院诊断、手术，不要死认一个医生。如治疗一段时间，发现疗效并不显著，那么应尽快换其他的医生，或是新的治疗方式。

误区5 抗癌药，吃得越多越好

不少癌症患者私自用药，无论是中药、西药或是进口药，只要听说能治癌，便千方百计搞到手。甚至有些患者盲目跟着广告走，不断换用新药。有些患者不适当地“忌口”或只顾药治，不重视营养。还有许多人认为，抗癌药物越贵，治疗效果就越好。

用药过滥，往往会造成许多副作用，患者用药应慎重。

癌症是一种错误饮食造成的全身性疾病，是可以用食物来改变和调养的，千万不要乱用药物来治疗。是药三分毒，乱吃药物会有很多的麻烦。本来可以用食物进行调理的癌症，过多地使用药物倒把病情变得复杂了，自身的免疫系统都破坏了，结果病人死了。不是病人一定要死，而是滥用药物造成的。

误区6 忽视食物的调养功效

目前在治疗癌症方面，有的医生主张西医治疗，有的建议中医治疗。许多癌症患者对治疗方法不了解，于是在治疗中采用单纯的西医手术或单纯的中医给药治疗，结果效果都很不理想。

误区7 癌症病人的营养

许多癌症病人自己及家属都认为癌症患者身体虚弱，免疫力差，要增强营养，应该多多进补，于是买来各种中药补品和高热量食物（鸡、鸭、鱼、肉）食用。

实际上癌症病人除了必须手术、切除癌瘤以外，最重要的是要给癌症病人提供有益细胞的营养，断绝癌症细胞喜欢的食物。也就是说要停止吃肉食等强酸性食物，合理营养搭配，才能起到效果。而且，癌症患者营养补充必须符合身体的需要，要让癌症病人多吃碱性食物，切断癌细胞的营养，供给有益细胞的营养，病人才有可能恢复健康。

PART

2

与蛋白质有关的调养

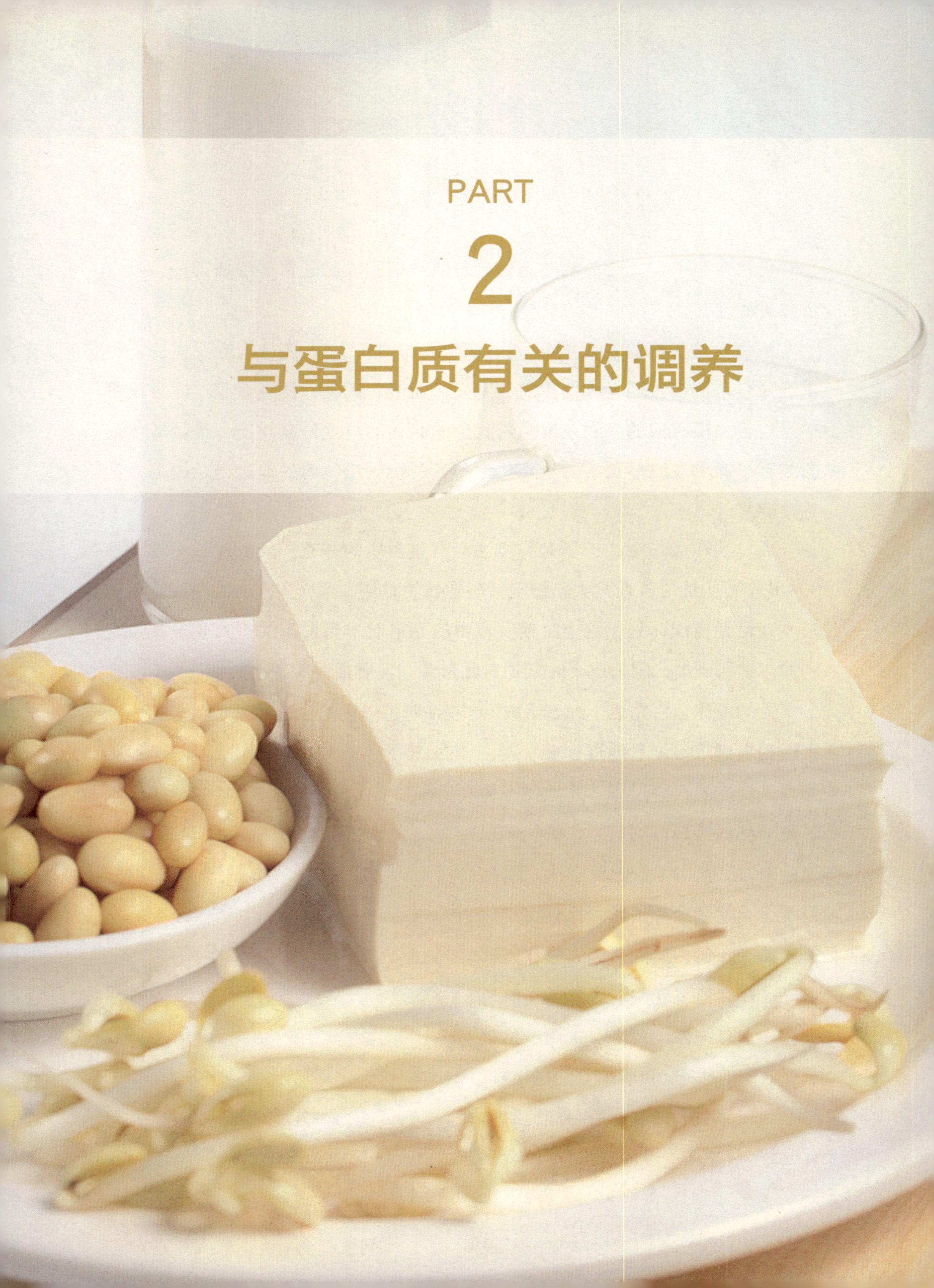

PART 2

蛋白质是一切生命的物质基础，是肌体细胞成长的重要组成部分，没有蛋白质就没有生命。

蛋白质是人体的主要成分，占人体的 16.3%，它不仅是构造人体器官的重要原料，例如我们身体的皮肤、毛发、血液、大脑、神经系统、内分泌等都是由蛋白质组成的，它还维系着我们的肌体的再生修复功能，维持着体液的酸碱平衡以及肌体正常的新陈代谢和各类物质在体内的输送以及提供热量等功能。

成年人和成长中的孩子尤其要注意对蛋白质的补充，人的成长，特别是 0 ～ 6 个月大的婴儿期是大脑细胞猛烈增长的时期，到一岁左右大脑细胞增值基本就已经完成，处于这个时期发育中的儿童对于蛋白质的摄入要求就需特别的注意和谨慎，因为这个时期是对儿童智力发展最为关键的时期。

人的身体由百兆亿个细胞组成，这些细胞可以说是生命的最小组成部分，正因为它们永不停息地进行着衰老、死亡、新生的代谢过程，才能使人每时每刻都保持最好的状态，例如年轻人的表皮 28 天就会更新一次，胃黏膜两三天就会全部换新，所以一个成年人如果在蛋白质的摄入、吸收上都很好，那么最直观的表现就是皮肤有光泽，富有弹性，反之，人则经常处于亚健康的状态。当肌体收到损伤时，得不到高品质的修复，将会加速肌体衰退。

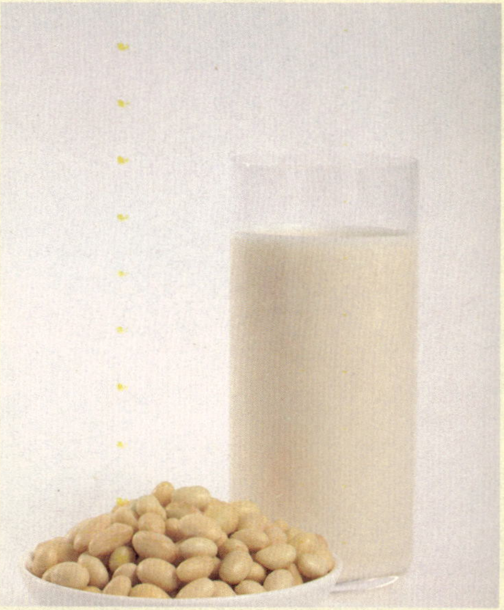

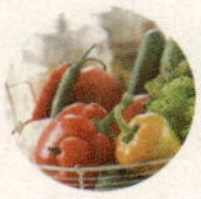

蛋白质
的调养之道

蛋白质缺乏在成人和儿童中都有发生，但处于生长阶段的儿童更为敏感。

蛋白质的缺乏常见症状是代谢率下降，对疾病抵抗力减退，易患病，长久影响是器官的损害，常见的是儿童的生长发育迟缓、体质下降、淡漠、易激怒、贫血以及干瘦病或水肿，并因为易感染而继发疾病。

蛋白质的缺乏，往往与能量的缺乏共同存在，即蛋白质—热能营养不良，分为两种，一种指热能摄入基本满足而蛋白质严重不足的营养性疾病，称加西卡病，另一种即为“消瘦”，指蛋白质和热能摄入均严重不足的营养性疾病，多发生在禁食、偏食的人身上。食物上的供应不足主要发生在吃白米、白面、蔬菜、水果，不吃豆类、果仁的素食人身上。少吃或不吃蛋白质食物会引发很多疾病，如：贫血、腹水、胃肠炎、糖尿病、寄生虫、癌症等。

相反，蛋白质，尤其是动物性蛋白摄入过多，对人体同样有害。首先过多的动物蛋白质的摄入，就必然导致摄入较多的动物脂肪和胆固醇。其次蛋白质过多本身也会产生有害影响。

正常情况下，人体不储存蛋白质，所以必须将过多的蛋白质脱氨分解，氮则由尿排出体外，这加重了代谢负担，而且，这一过程需要大量水分，从而加重了肾脏的负荷，若肾功能本来不好，则危害就更大。过多的动物蛋白摄入，也造成含硫氨基酸摄入过多，这样可加速骨骼中钙质的丢失，易产生骨质疏松。

蛋白质的营养不良和滋补过度都会引发疾病，均衡补充才是调养之道。

食材特性

蛋白质的食物来源可分为植物性蛋白质和动物性蛋白质两大类。

植物蛋白质中，谷类含蛋白质 10% 左右。蛋白质含量不算高，但由于是人们的主食，所以仍然是膳食蛋白质的主要来源。

豆类含有丰富的蛋白质，特别是大豆含蛋白质高达 36% ～ 40%，氨基酸组成也比较合理，在体内的利用率较高，是植物蛋白质中非常好的蛋白质来源。在我们日常生活中最常见的大豆类，包括黄豆、大青豆和黑豆等，其中以黄豆的营养价值最高，它是婴幼儿食品中优质的蛋白质来源。此外像芝麻、瓜子、核桃、杏仁、松子等干果类的蛋白质含量均较高。

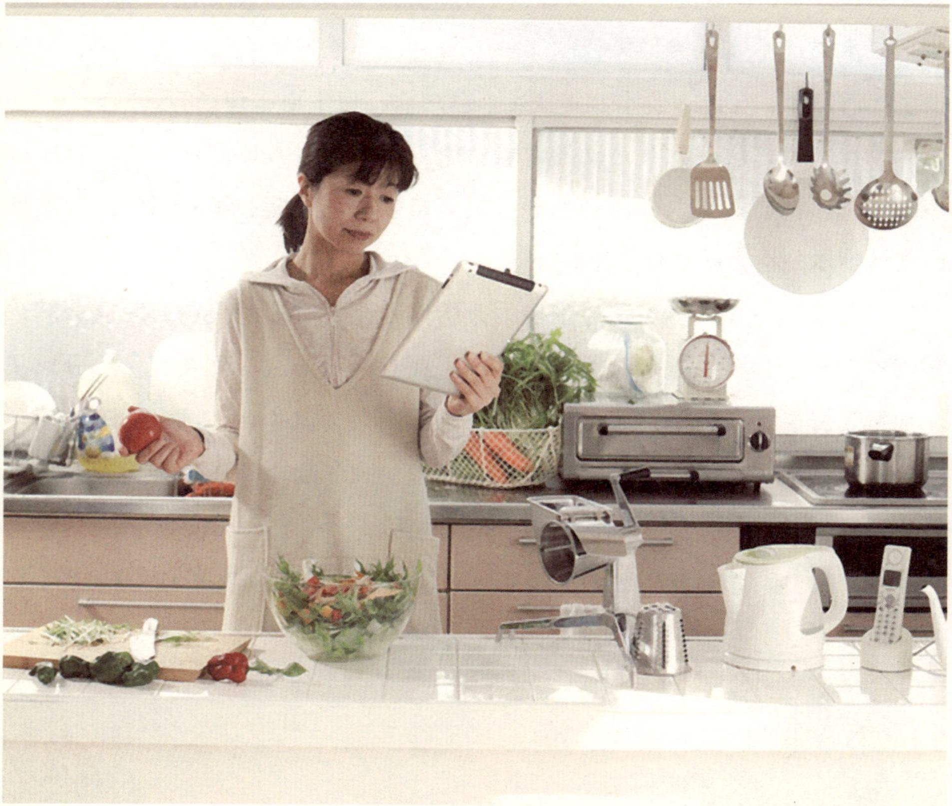

由于各种食物中氨基酸的含量、所含氨基酸的种类各异，且其他营养素（脂肪、糖、矿物质、维生素等）含量也不相同，因此，给婴儿添加辅食时，以上食品都是可供选择的，还可以根据当地的特产，因地制宜地为婴儿提供蛋白质高的食物。

蛋白质食品价格均较昂贵，我们可以利用几种廉价的食物混合在一起，提高蛋白质在身体里的利用率，例如，单纯食用玉米、小麦、黄豆的生物价值并不高，若把这三种食物按比例混合后食用，则蛋白质的利用率可达70%以上。所以，将各种食物合理搭配起来是一种既经济实惠，又能有效提高蛋白质营养价值的好方法。

我国人民有食用混合食品的习惯，把几种营养价值较低的蛋白质混合食用，其中的氨基酸相互补充，可以显著提高营养价值。例如，谷类和豆类这两类蛋白质混合食用时，必需氨基酸相互补充，接近人体需要，营养价值大为提高。

一百多年前，人们认为，为了保证身体不至于缺少蛋白质，就必须每天吃大量的高蛋白食物。但那时人们认为每天必需摄入120克以上的蛋白质才能满足身体的需要。为了达到这个量就必须吃大量的肉、蛋、奶。然而，现代营养学告诉我们，这是一个完全错误的观念。实际上，蛋白质的大量摄入不但没有必要，反而对身体有极大的危害。

动物蛋白（尤其是牛奶蛋白）能显著增加罹患癌症、心脏病、糖尿病、多发性硬化病、肾结石、骨质疏松症、高血压、白内障、帕金森式病、老年痴呆症等病的概率。而更令人震惊的是：所有的疾病都可以通过调整膳食来进行预防和调养的。

《中国健康调查报告》的作者指出："当时，我留意到一份来自印度的研究报告，其中提到了一些惊人的引起争论的相关结果。印度的研究者对两组大鼠进行了对比实验，给其中一组投以致癌的黄曲霉毒素，同时饲以含20%蛋白质的饲料。20%的蛋白质比例大致相当于西方人膳食中摄入的蛋白质比例。给另一组大鼠投以同样剂量的黄曲霉毒素，但饲料中的蛋白质含量只有5%。让人难以置信的是，饲以含20%蛋白质的饲料的这组大鼠后来都出现了肝癌的发病迹象。而饲料中含5%蛋白质的这一组大鼠，没有任何一只患上肝癌。肝癌发病率之比为100 ：0。这一结果无可辩驳地证明了：在控制癌症发病方面，营养比化学致癌物甚至比极强的致癌物的影响更大。

蛋白质的健康蔬果食疗单：

1. 黄豆浆500毫升，每天2次连用10天，为一个疗程。
2. 腰果奶500毫升，每天2次连用5天，为一个疗程。
3. 糙米粉100克、糯糙米粉20克、黄豆粉70克、腰果粉70克，蜂蜜适量做粥。早晚各一次，连用1个月为一个疗程。
4. 停吃主食，改喝果蔬汁。小麦草汁100毫升加苹果汁400毫升，每天五次。黄豆浆500毫升，每天二次。（早上9点，下午3点）连用5～7天，每天早七点开始每隔两小时喝一次，晚七点结束。

TIPS

根据营养学家研究，一个成年人每天通过新陈代谢大约要更新300克以上蛋白质，其中3/4来源于机体代谢中产生的氨基酸，这些氨基酸的再利用大大减少了需补给蛋白质的数量。一般来讲，一个成年人每天摄入60克～80克蛋白质，基本上已能满足需要。食用蛋白质要以足够的热量供应为前提。如果热量供应不足，肌体将消耗食物中的蛋白质来作能源，例如豆浆中含丰富的蛋白质，早上空腹喝豆浆，会将豆浆中的蛋白质作为热能消耗掉，而不能被身体吸收。

PART 3

与维生素有关的调养

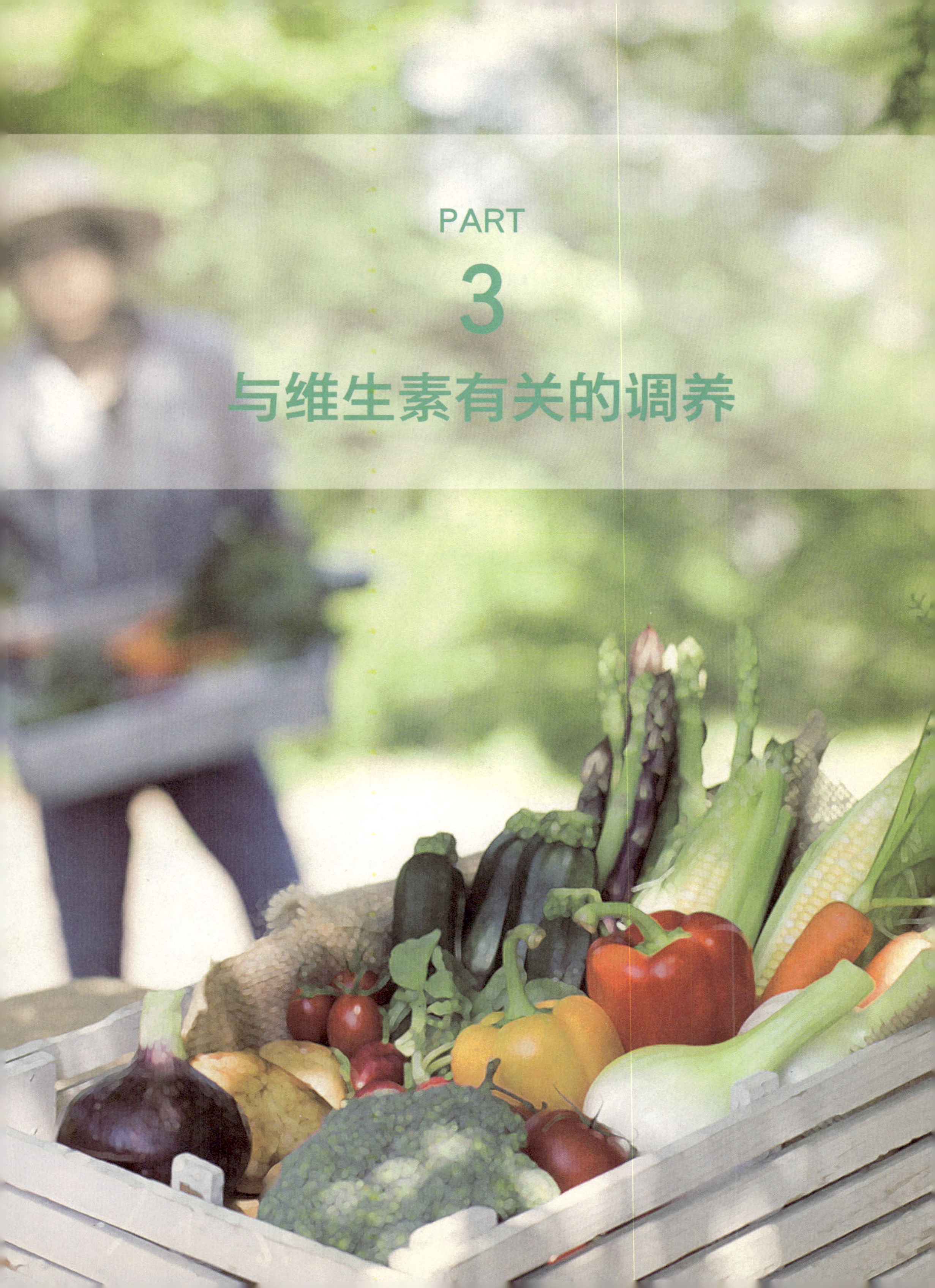

PART 3

维生素是个庞大的家族，目前所知的维生素就有几十种，大致可分为脂溶性和水溶性两大类。水溶性维生素不需消化，直接从肠道吸收后，通过血液循环到机体需要的组织中，多余的部分大多由尿排出，在体内储存甚少。脂溶性维生素溶解于油脂，经胆汁乳化，在小肠吸收，由淋巴循环系统进入到体内各器官。比如维生素A和D主要储存于肝脏，维生素E主要存于体内脂肪组织。虽然维生素在人体中所占比例很小，但它不仅是维持人体生命活动不可或缺的一类有机化合物质，而且是保持人体健康的重要活性物质。

维生素以维生素原的形式存在于食物之中，必须通过摄取食物才能获取。人体对维生素的需要量很小，日需要量常以毫克（mg）或微克（μg）计算，但一旦缺乏就会引发相应的生理上的疾病，对人体健康造成损害。

科学家发现，一旦我们的身体出现生理性的病痛，特别是一些慢性疾病：长期失眠、偏头痛、伤口愈合缓慢、经常感冒、腰酸背疼，甚至是情绪莫名低落，时常感到伤感忧郁等问题都是身体在向我们发出危机讯号！不要小看了这种物质，人类的健康与它们息息相关！

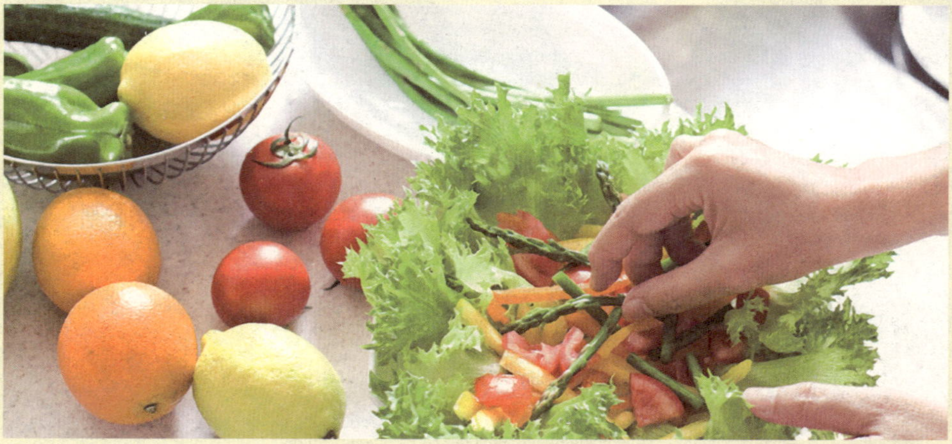

维生素怎么吃？

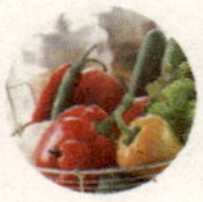

维生素 A 缺乏的调养之道

维生素 A 是视色素的主要成分，缺乏的后果是导致孩子的视力减退、眼涩、引发结膜炎、夜盲症等。它可以保护呼吸道，口鼻喉等器官黏膜不受损伤，它有类似于激素的作用，能促进糖蛋白的合成，与维生素 D 及钙等营养素共同维持骨骼、牙齿的生长发育，所以食物维生素 A 源的摄入不足，会引起营养不良。

小孩子常常怎么吃都很瘦，父母担心孩子长不高，摄入营养不够会影响大脑发育，但是却又不知道该怎么办，其实每天一杯蔬菜果汁就能够解决这个问题。

补充维生素 A 的健康蔬果食疗单：

A. 小麦草 100 毫升加胡萝卜汁 400 毫升混合在一起，每天喝三次。

B. 苜蓿芽 500 克，每天吃两次。

C. 菠菜汁 100 毫升、豌豆苗汁 100 毫升、莴苣叶汁 100 毫升、胡萝卜汁 100 毫升、小麦草汁 100 毫升混合在一起，每天喝两次（早上 9 点，下午 3 点）。

D. 水果应以芒果、苹果、杏子及柿子等维生素 A 含量高的水果为主。

食材特性

苜蓿芽是一种低热量营养丰富的天然碱性食物，同时也是一种极佳的高纤低卡食物，含有丰富的膳食纤维，又仅有很少的糖类，热量非常低，它含有高量的维生素 E，能防止促进老化的过氧化脂质产生，强化血管以及使血液循环更顺畅。

苜蓿芽几乎含了所有重要的氨基酸，所以对于关节炎、癌、高血压、胆固醇高的治疗有很大的帮助。可消除头、腰、四肢的疲劳，及预防营养不良、便秘、头发和指甲脆弱、神经质、焦躁感等症状。苜蓿芽热量低、营养极高，而且爽脆可口，可以生吃。同时有一种特性—久煮不烂。美国人食用苜蓿芽比我们国人吃绿豆芽还要普遍。

苜蓿芽对各种疾病的治疗功效

A. 防癌：苜蓿芽 300 克，每天中午一盘，起到预防和治疗作用。

B. 治高血压：每餐生吃苜蓿芽 150 克加芹菜 100 克，每天 2 次。

C. 降低胆固醇：每餐生吃苜蓿芽 250 克，每天 2 次。

D. 预防营养不良、便秘、头发和指甲脆弱、神经质、焦躁感等症状：每餐生吃苜蓿芽 250 克，每天 2 次。

E. 协助治疗肺结核咳嗽、吐血：每次生吃苜蓿芽 300 克，每天 3 ～ 4 次。

F. 治关节炎：每餐生吃苜蓿芽 250 克，每天 2 次。

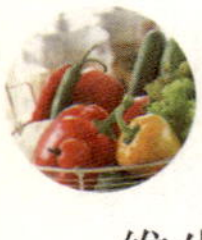

维生素 B 群
缺乏的调养之道

维生素 B 群广泛地存在各种粗粮、谷物、蔬菜等食物中，长期缺乏不仅会导致生理性的疾病，而且也会导致情绪失控、脾气暴躁、低落等情绪病。维生素 B 群能帮助人体内的细胞将碳水化合物、脂肪和蛋白质转换成人体所需的能量，也能有助于控制糖尿病，减缓老年痴呆症的形成，还有预防癌症的作用。

亚洲女孩们的肤色偏黄，如果常常觉得自己皮肤过于暗淡或者粗糙起皮，可能就是因为缺乏维生素 B_1。

●**维生素 B_1** 存在于粗粮中，它的作用是促进碳水化合物的新陈代谢，强化神经系统，刺激生长和维持食欲，长期缺乏这种维生素会导致脚气病、情绪低落、肠胃不适、手脚麻木等病症。

●**维生素 B_2** 存在于大米、豆类、蔬菜之中，不仅能促进新陈代谢，而且帮助血红细胞的生长，增强身体对病菌的抵抗力，防止口腔溃疡，对眼睛养护也有一定的功效。

●**维生素 B_3** 又称烟酸，保持皮肤健康，强健消化系统，对缓解长期的偏头痛、慢性疲倦、高血压、减少胆固醇等疾病都有一定的疗效。

●**维生素 B_5** 又称为泛酸，它的作用主要是产生抗体，提高人体机能免疫力，能够防止某些抗生素的毒性。其实吃对蔬菜水果就可以对抗泛滥的抗生素对人体的缓慢蚕食。

●**维生素 B_6** 能维持人体内钠、钾的平衡，调节体液，改善神经系统和骨骼肌肉的正常功能，又是天然的利尿剂，能调节精神抑郁、失眠、烦躁等情绪病，也能缓解贫血虚弱的生理症状。

●**维生素 B_{12}** 能有助于孩子的成长发育，增长记忆力以及协调身体平衡力。维生素 B_{13} 与叶酸和 B_{12} 能共同促进细胞代谢，促进细胞的再生和修复，维生素 B_{15} 与 B_{17} 能增加细胞的含氧量，具有防癌抗癌的作用。

补充维生素B群的健康蔬果食疗单：

1. 维生素B_1的营养调养：以全天然食物为主，如全麦面粉、糙米、玉米、小米、黑麦、黄豆、胡麻、西兰花、柳丁等。
2. 维生素B_2的营养调养：以全天然食物为主食，如全麦面粉、糙米、玉米、小米、黑麦、豆类、蔬菜水果等。
3. 维生素B_3的营养调养：以全麦面粉、糙米等天然食物为主食。摄取足够的蔬菜、水果、果仁、豆类，提高免疫功能。
4. 维生素B_5的营养调养：

   a 多吃蔬菜水果，如：青菜、芹菜、西兰花、红薯、苹果、西瓜等。

   b 喝果蔬汁，每天三次（苹果汁、胡萝卜汁等）。
5. 维生素B_6的营养调养：多吃蔬菜、水果，如香蕉、西瓜、红薯、青椒、韭菜等。
6. 维生素B_{12}营养调养和解决办法：健康的素食者可以每周吃一至两个土鸡蛋（来源不可是饲料喂养出来的鸡）。患有B_{12}缺乏症的病人或完全素食者，应该在一至二年以后，每周吃一次B_{12}片或者注射B_{12}针。

食材特性

韭菜含有蛋白质、脂肪、维生素B群、β-胡萝卜素、维生素C和钼、铁等营养物质。韭菜对高血压及冠心病人有好处，它富含纤维素，叶和根有散瘀、活血、止血、助肝、通络等功效，适用于跌打损伤、反胃、肠炎、吐血、胸痛等病症。韭菜籽为活性剂，适用于阳痿、遗精和多尿等疾患。韭菜性温、热，含粗纤维较多，不易被胃肠消化吸收。如果一次食入太多，由于粗纤维对肠的刺激，可使肠蠕动增强，引起腹泻。特别是吃老韭菜不易消化，但是，韭菜中的粗纤维，由于促进肠壁蠕动，可防止便秘，对预防肠癌有好处。

韭菜对各种疾病的治疗功效

A. 治反胃呕吐：韭菜汁一食匙，姜汁少许，上笼蒸热口服。

B. 治吐血：韭菜根 100 克，洗净榨汁，每天 2 次。

C. 治足背扭伤：韭菜洗净加盐少许，一起捣烂，敷患处。

D. 治烧伤烫伤：鲜韭叶 120 克，捣成糊状，敷患处。

E. 治跌打损伤：韭菜或韭根捣烂，敷于伤痛处，可散瘀水肿、止痛、止血。

F. 治中暑晕倒：韭菜汁一杯，灌下。

G. 治痛经：韭菜汁一杯，夏天冷服，冬天温服。

H. 治乳腺炎：韭菜 50 克，杏仁 9 克，捣烂敷患处，每日早晚各换 1 次。

食谱推荐

韭菜拌豆腐

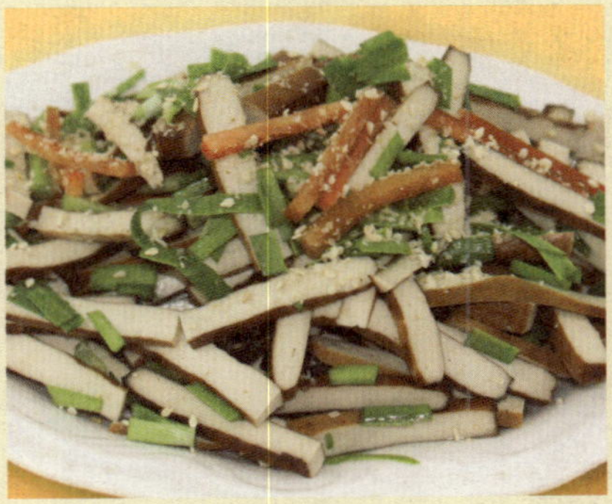

材料

1. 韭菜 150 克，豆腐干 2 块。
2. 盐、芝麻粉、柠檬、蜂蜜各适量。

做法

1. 将韭菜洗净，切成寸段，撒上盐。
2. 把韭菜段、豆腐干丝装盘，加入芝麻粉、柠檬、蜂蜜拌匀，调好口味，即可食用。

叶酸
缺乏的调养之道

叶酸又称叶精，俗称“来自绿叶的营养元素”，因为它是一种水溶性维生素，极易被紫外线破坏，因此新鲜蔬菜中的叶酸含量在储存了一两天之后就会损失 50 ～ 70%，在烹饪时又损失 50 ～ 95%。

叶酸是孕妇必需的一种重要的营养素，它能够防止胎儿脊椎分裂症、神经瘤，并能强化神经系统和血液系统。

叶酸的营养调养：孕妇在怀孕期间一定要食用大量蔬菜水果，每天最好水果汁 500 毫升，蔬菜汁 500 毫升。所有的蔬菜和水果都可以榨汁喝。

食材特性

芦笋翠绿的茎干之中含有丰富的叶酸，五根芦笋中就含有 110 微克的叶酸，是人体每天需求量的 2 倍，所以女性在预备怀孕的初期应该多吃富含叶酸的蔬菜如芦笋、番茄等。芦笋含有高含量的维生素 A、C、E，不仅可以保护心脏功能，芦笋富含的硫化醣胺是天然的抗癌剂，此外，芦笋中的高钾含量可以帮助肾脏排毒，保持机能细胞活性。食用时，用切碎的大蒜与清烫过的芦笋一起食用，不论从搭配口味还是营养补充上，都是上佳的选择。

维生素 C
缺乏的调养之道

维生素 C 大量地存在于水果蔬菜之中，极易被氧化和分解，一般人在缺乏维生素 C 时表现的症状为牙龈出血肿胀，伤口难以愈合，对外界的病毒缺乏抗应激能力和免疫力，在手术中会极易大出血和心脏衰竭，严重时还会有猝死的危险。

维生素C的缺乏是很严重的问题，因为它是抗氧化剂，能提高免疫功能，促进伤口愈合，防止心脏病、癌症和消化系统疾病。维生素C能够促进身体对铁的吸收，特别是癌症病人和心血管病人，更需要维生素C。

食材特性

番茄的营养非常丰富，内含蛋白质、脂肪、碳水化合物、灰分、钙、磷、铁和维生素A、维生素B_1、维生素C、维生素P、维生素B_3等，还含有苹果酸、枸橼酸、番茄素等。

番茄在夏季可代水果食用，特别是生吃时酸甜可口。至于作为蔬菜的吃法就更多了，可拌糖吃，可为冷菜雕花，可做汤，可做菜，可单烹皆宜。

番茄不但可以食用，也可药用。中医认为番茄酸甘，性平，有清热解毒、凉血平肝、解暑止渴的作用。番茄的医疗作用，在于它所含的成分。例如维生素C含量丰富，而且不易遭到破坏，人体利用率高。

常吃番茄，对于防治坏血病、过敏性紫癜、感冒和促进伤口愈合等都大有益处。

近年来，欧美许多国家的人们把番茄作为健身美容的食品。面黄肌瘦的人，每天饮用番茄汁一杯，能使面色红润、身体丰满。用鲜番茄汁涂面，能使皮肤富有光泽。还有一则报道说，番茄中因含有一种抗癌抗衰老的物质—谷胱甘肽，因而被列为保健食品。未成熟的青番茄，含有毒物“番茄碱”，因此食用时应慎重。

补充维生素C的健康蔬果食疗单

1. 维生素C存在于水果和蔬菜里，如深绿色的蔬菜、西芹、番茄、土豆、刺梨、苹果、芒果、木瓜、凤梨等。
2. 喝果蔬汁（苹果汁500毫升每天2次，胡萝卜汁500毫升每天2次），坚持一个月。

维生素 D
缺乏的调养之道

首先我们要了解的是，维生素 D 并不是一种维生素，而是通过紫外线照射到皮肤深层里活化胆固醇转化为维生素 D，它其实叫做荷尔蒙激素，又称为钙化固醇。维生素 D 的缺乏会引起骨质疏松，影响身体对钙的吸收，所以维生素 D 有时又被称为健骨卫士。现在市面上可供我们购买的维生素 D 分别是维生素 D_2 和维生素 D_3，维生素 D_2 一部分存储于多数坚果类、胚芽、菇类、酵母和蔬菜之中。维生素 D 群对人体有多种好处，预防感冒，帮助骨骼吸收，降低患癌症的风险，而且获得维生素 D 群的最佳方式就是多晒阳光，每天都要坚持晒太阳 1 ～ 2 小时（光线柔和时晒），人体内的胆固醇就能转化为维生素 D，但是我们常常被告知防晒的重要，皮肤癌的发生令我们出门时步步惊心。其实晒太阳也要分季节，冬季容易缺乏维生素 D 群，一方面我们可以通过食物的滋补补充，另一方面，当阳光出现时，我们也不能吝啬自己的脚步，赶快走到室外，去感受阳光的照耀吧！

维生素 E
缺乏的调养之道

维生素 E 具有抗氧化作用，它能在身体内和某种生物酶转化，具有清除自由基的功能，有延缓衰老、活化细胞、防治心血管病的作用。同时维生素 E 又被称为生育醇，包含八种天然成分，其中的 A 类天然成分活性最高，最具有抗不孕的作用。

补充维生素 E 的健康蔬果食疗单

每天都要食用一定比例的果仁如，葵花子、花生、核桃、亚麻籽、芝麻等。

TIPS

自由基是一个或多个不成对电子的原子或分子或离子，它需要拉取附近的电子以保持稳定，因为特别活跃而被取名为自由基。通常被它拉入的往往是蛋白质、糖类、脂肪等对人体有益的物质，进而会破坏身体内的细胞膜、蛋白质，造成过氧化的脂肪堆积，加速细胞老化，引发各种疾病，再加上外界环境，电脑使用产生的辐射，我们的皮肤会老化得很快，身体的脂肪也会不断堆积而不能被身体很好地吸收，造成肥胖的体型。

食材特性

芝麻原产于中国，早在《诗经》中就有关于芝麻的记载。目前世界各处都有种植。芝麻的环境适应能力很强，在中国与印度的产量就占了全球总量的一半。芝麻中含有基本油酸，可以提升维生素 E 的功效，并能防止自由基的破坏。芝麻中最珍贵的营养素是芝麻木质素，也是一种植物生化素，能防止维生素 E、C 被氧化，具有抗癌、降低胆固醇、保持血糖稳定、防治心脏病的多种功效。

食用时，芝麻连皮薄膜吃很不容易消化，最好碾碎后再吃，拌上蜂蜜制成的果酱，不仅能散发香气，而且更利于人体吸收。

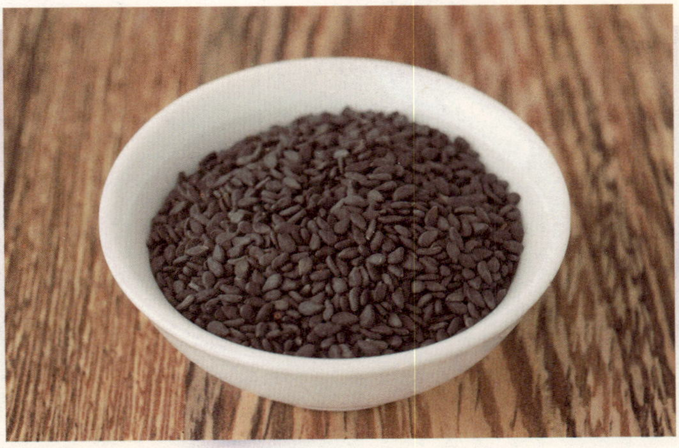

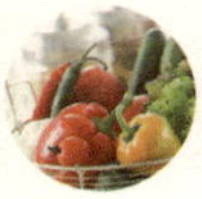

维生素 K
缺乏的调养之道

维生素 K 的缺乏，会影响血液凝固。

维生素 K 的营养调养：每天都要有水果、果仁和深绿色的蔬菜。

食物特性

芒果营养价值很高，含糖量 12% 左右，并含多种维生素、蛋白质、矿物质及纤维素、芒果酮酸、异芒果醇酸、酒石酸、枸橼酸、没食子酸等。其中维生素 A 的含量在众多的水果中名列前茅，维生素 E 的含量也超过橘子、草莓，与柠檬不相上下。芒果树叶嫩时可当蔬菜吃，清香可口，用其芽烧饭，别有风味。

芒果味甘性平，能益胃生津、止渴、止呕。适用于口渴咽干、胃气虚弱、眩晕呕逆。从芒果树叶中提取出的有祛痰止咳作用的“芒果甙”，是治疗慢性气管炎的有效药物。提取过芒果甙的叶渣，还可以再制成“芒果甙冲剂”，对治疗流感有较好效果。芒果未成熟的果实，有缓下、利尿作用；仁可做杀虫剂和收敛剂。

芒果对各种疾病的治疗功效

反胃呕吐：适量生食芒果。

牙齿出血：鲜芒果 2 个，吃果皮及果肉，每天 1 枚。

咳嗽痰多、气喘：鲜芒果、果肉皮一起食，每日 3 次，每次 1 个。

多发性疣：芒果肉 1 个，分 2 次食，并取皮擦患处。

晕船呕吐：嚼食芒果。

食积不化、胃腹胀满：芒果，早晚各吃 1 个，连皮吃。

芒果生食食谱

特点

清新怡人，凉爽甜滑。

芒果雪糕

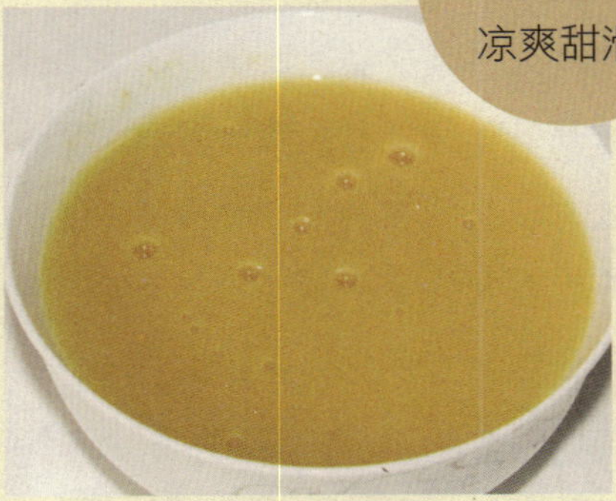

材料

芒果肉 100 克，雪糕球 2 个，豆奶 25 克。

做法

1. 将芒果肉切成半厘米丁，放入杯中。
2. 将雪糕球放入玻璃杯中。
3. 将豆奶加在雪糕上即可食用。

芒果奶露

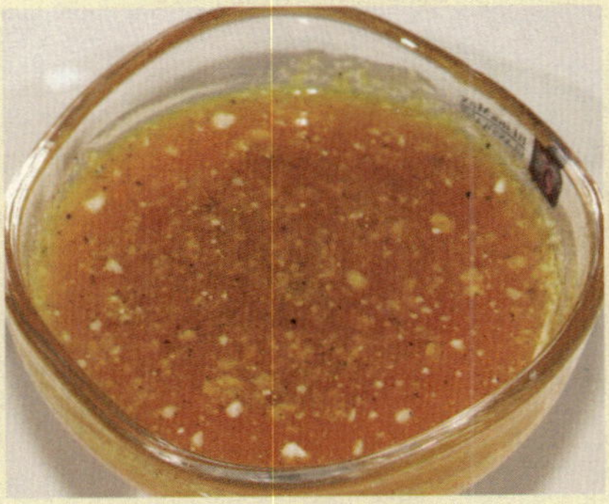

材料

鲜芒果肉 100 克，芒果糖浆 50 克，豆奶 150 克，凉开水 250 克，碎冰适量。

做法

1. 将碎冰块放入搅拌器中，搅打片刻。
2. 再加入芒果肉、豆奶、芒果糖浆和矿泉水，搅打成泡沫状即可。

9 大最营养食物让你身体健康

1. 豆腐：豆腐主要成分是蛋白质和异黄酮。豆腐具有益气、补虚、降低血铅浓度、保护肝脏，促使机体代谢的功效，常吃豆腐有利于健康美和智力发育。人常吃豆腐对于血管硬化、骨质疏松等症有良好的食疗作用。

2. 米粥：每天早餐一碗粥。“喝粥浑身舒坦，对身体有益”。历代医家和养生家对喝粥都十分推崇。《随息居饮食》说：“粥为世间第一补物。”粥易消化吸收，能和胃、补脾、清肺、润下。清代养生家曹慈生说：“老年，有竟日食粥，不计顿，亦能体强健，享大寿。”他编制了粥谱一百余种，供老年人选用，深受欢迎。

3. 大白菜：大白菜平常菜，老人常说：“白菜吃半年，大夫享清闲。”可见，常吃白菜有利于祛病延年。大白菜含有矿物质、维生素、蛋白质、粗纤维。从药用功效说，大白菜能养胃、利肠、解酒、利便、降脂、清热、防癌等七大功效。

4. 小米：中国人最喜欢小米，把小米当成最好的滋补佳品，有“五谷杂粮，谷子为首”的美誉。体弱有病的人常用小米滋补身体。小米益五脏、厚肠胃、充津液、壮筋骨，长肌肉。中国人喜欢小米很有道理。

5. 苹果：每日吃一个苹果可以降低患老年痴呆症的风险。苹果含有的栎精不仅具有消炎作用，还能阻止癌细胞生长。苹果同时富含维生素和矿物质，能够提高人体免疫力，改善心血管功能。

6. 大蒜：大蒜不仅能够防治感冒，还能降低胃癌、肠癌风险，增强消化功能。另外大蒜还能很好地净化血管，防止血管堵塞，有效预防血管疾病。

7. 草莓：只要多吃草莓就能充分补充维生素 C，草莓同时富含铁，可以提高机体免疫能力。草莓中的染色物质和香精油，能形成特别酶，预防癌症。

8. 胡萝卜：胡萝卜富含 β- 胡萝卜素，不仅能够保护基因结构，预防癌症，还能改善皮肤，增强视力。

9. 香蕉：香蕉是糖类含量最高的水果，还含有各种各样的微量元素，能阻止糖迅速进入血液，其中镁含量丰富，吃上 1 根香蕉就能满足人体 24 小时所需镁元素的 1/6。

PART

4

与矿物质有关的调养

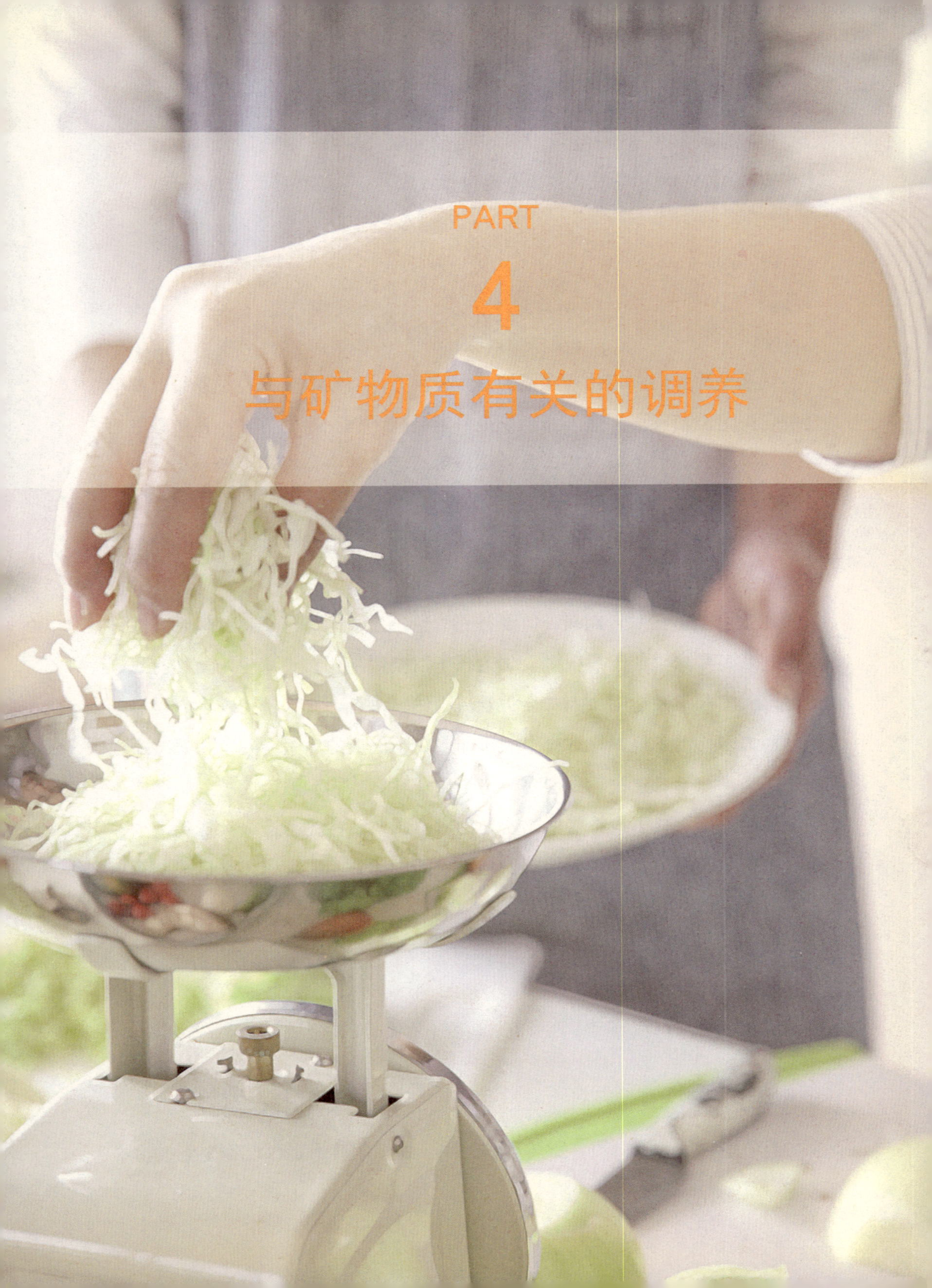

矿物质和维生素一样，是人体必需的元素，每天矿物质的摄取量也是基本确定的，矿物质由于在人体内不能自行合成，必须通过膳食进行补充。

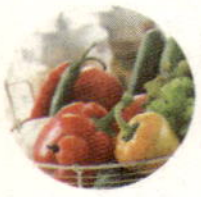

钙
缺乏的调养之道

钙是坚固骨骼和牙齿所必需的基本营养素，有助于提高神经系统、肌肉功能、促进血液凝固。老人和小孩是最容易缺乏钙元素的群体，钙质缺乏会导致在神经兴奋时手脚抽搐、发育缓慢等。老人的身体机能逐渐衰退，更不易吸收钙质，因此应该多吃绿色蔬菜以及豆类制品。

哺育期前后的妈妈们也要注意钙质的摄取，因为哺育期时间较长的妇女易发生骨软化的现象。

儿童由于正在发育期间，需要补充大量钙质，但是孩子挑食偏食，或许不爱吃蔬菜和水果，于是很多人认为孩子需要喝牛奶补钙。牛奶虽然有钙，但是，大家却不知道喝牛奶却会大量流失钙。再者，人人都知道现今饲养奶牛时，大多使用了饲料。饲料中的添加剂和不健康的激素会残留在奶牛产出的牛奶当中。笔者建议不要用喝牛奶给孩子补钙，因为被污染了的牛奶起不到补钙的作用，孩子大量喝牛奶（动物蛋白质）往往还会造成大量钙流失，而且牛奶里的污染物对人体的损伤是很大的。此外，喝牛奶还易造成儿童患上Ⅰ型糖尿病。

补充钙的健康蔬果食疗单

豆类、果仁、苜蓿、芽菜、西兰花、胡萝卜、葡萄、猕猴桃、木瓜、芒果等。

食材特性

葡萄中含糖、蛋白质、脂肪、钙、磷、铁、胡萝卜素以及维生素 B_1、维

生素 B_2，是一种老少皆宜的营养食物。葡萄的果肉、根、叶皆可作为药用。由于葡萄有利筋骨、治湿痹、益气补血、除烦解渴、健胃利尿等功效，临床上常用于治疗筋骨风湿痛、小便涩痛。常食葡萄还可使人健壮、耐风寒、增进食欲，又可补血养血。

由于葡萄中含有天然的聚合苯酚，此种成分能与细菌或病毒中的蛋白质化合，而使它们失去传染疾病的能力，特别是对脊髓灰质病毒有良好的杀灭作用。

葡萄还可用于治疗胃炎、肠炎、痢疾、肾炎、慢性病毒性肝炎、营养不良发生的水肿等疾病。

葡萄生食食谱

葡萄奶饮

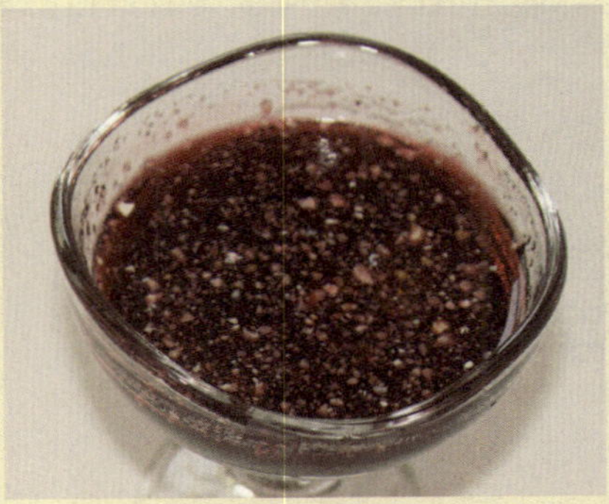

材料

葡萄汁 100 克，豆浆 250 克，蜂蜜 50 克，碎冰块少许。

做法

1. 将葡萄汁、豆浆、蜂蜜、碎冰一起放入搅拌器中，充分搅拌至泡沫状为止。
2. 将其倒入玻璃杯中，即可饮用。

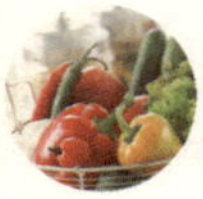

氯
的营养调养

氯的作用是调节肌体酸碱平衡，调控身体内循环平衡，改善肝脏功能。长期通过节食减肥的女孩子，或者长期食用速食面、汉堡等快捷食品就会出现肌无力的情况，这就是缺氯的表现。当身体中的氯元素缺乏比较严重时，可能会导致急症脑充血，甚至是死亡。氯存在于多数食盐和含盐的食物中，例如：海带、海菜等。除此之外，许多蔬果中也富含氯。

食材特性

莴苣在种植中很少生虫，农药用量小，因此用食盐水泡过再榨汁食用更加健康。莴苣因梗中见白乳汁又名乳草，建议孕妇在哺乳期间可多食用，有催乳作用。牛蒡根含有丰富的维生素、纤维素、菊糖成分，可以帮助排出宿便，降低体内胆固醇。凤梨因含有蛋白酵素可以促进消化，促进发炎组织的恢复。

食谱推荐

莴苣牛蒡汁

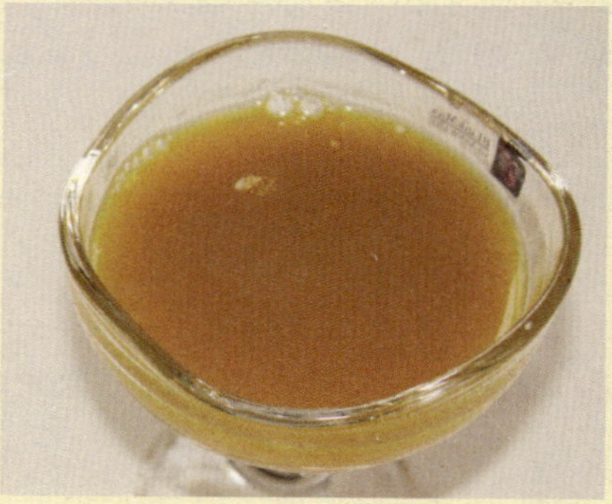

材料

莴苣 200 毫升，牛蒡 100 毫升，凤梨 100 毫升，蜂蜜适量。

做法

1. 莴苣洗净后榨汁。
2. 牛蒡、凤梨去皮后榨汁。
3. 将所有汁混匀，依据个人口感决定是否添加蜂蜜。

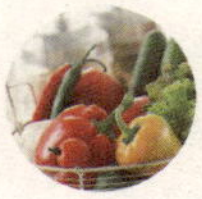

碘的营养调养

碘对于甲状腺素的分泌、调合促进新陈代谢，提升身体能量及促进身体生长非常重要。碘的缺乏会导致甲状腺出现问题，带来一系列的身体不适。目前市面上出售含有碘的食盐和食物。但由于每个人体质情况不同，吸收情况也不尽相同。其实除了这些途径，天然蔬菜中的营养来源，如紫菜、海带、海菜等，碘的含量更为丰富。

TIPS

碘最常储存在食盐之中，食盐在运输、存储、烹调过程中碘很容易流失掉。如何有效保存住碘？应主要使用陶瓷、玻璃材质的容器将碘盐放在阴凉处进行存贮，同时在烹调时待菜肴将熟起锅前再加盐，这样可以最大程度地保留住盐中的碘。

食谱推荐

海带汤

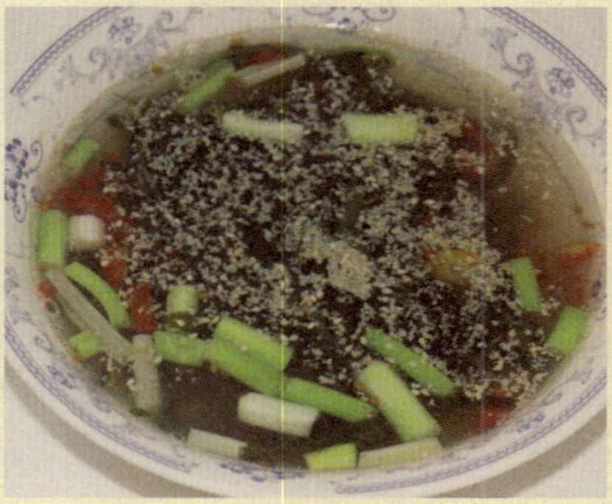

材料

海带、葱段、姜片、盐、芝麻粉。

做法

1. 将浸泡好的海带捞出、洗净，切成1厘米宽的长条备用。
2. 在砂锅内放大半锅水，水烧开后加入海带，以及少许葱、姜，用中火煮二十分钟。之后改用小火煲一小时后就可以了。

铁的营养调养

铁存在于人体的血红蛋白之中，铁的功能主要是参与氧在血液中的运输，维持正常的造血功能，对于保证血液健康及促进氧气的循环非常关键。在经期某些妇女可能会缺铁。

食材特性

富含铁的天然蔬菜营养来源有：木耳、菠菜、青菜、豌豆、萝卜、西芹等。富含铁最多食材是黑芝麻、藕粉等。

食谱推荐

萝卜粉丝汤

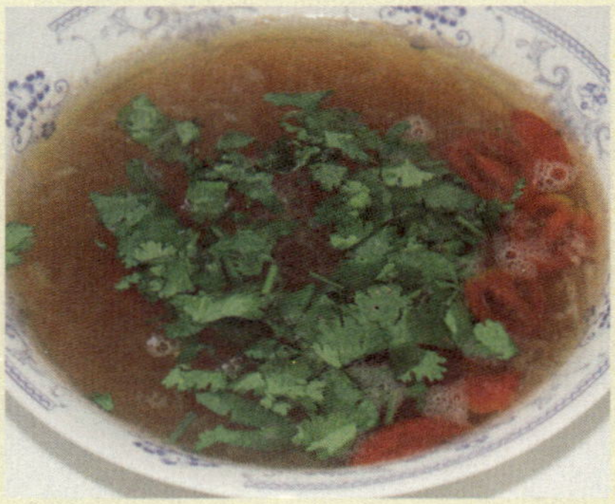

材料

白萝卜100克，细粉丝50克，葱花、姜末、素高汤、香菜、盐。

做法

1. 白萝卜去皮切条，细粉丝温水泡3～5分钟备用。
2. 锅内放少许油置火上，五成热时下葱姜爆锅，炒出香味后，放入白萝卜条，炒1分钟，将素高汤（如没有，用清水也可）倒入锅中，下入细粉丝，烹煮2分钟，加盐，出锅撒葱花香菜即可。

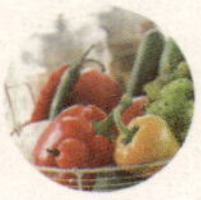

镁
的营养调理

镁在人体中只占有20～30克的重量，以不同的形式保存在人体的骨骼、牙齿和软组织之中。它是骨骼的组成部分，也是酶的启动剂，能保持肌肉健康，发挥神经系统的正常功能，并促进身体生长，是修复细胞所必需的营养素。食物中的镁元素主要通过人体的肠道吸收、代谢，所以膳食滋补是最佳的补养来源，许多绿色蔬果中都含有镁元素。

补充镁的健康蔬果食疗单

甜菜根、西兰花、白菜、豌豆、所有的水果、豆类、粗粮等。

食材特性

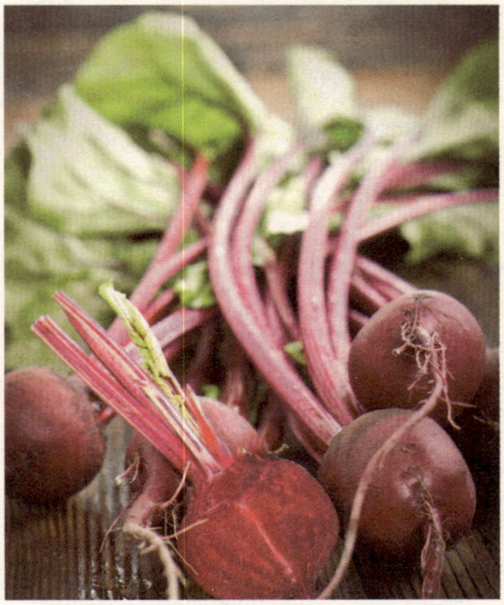

甜菜根是一种根茎类食物，长得颇像大头菜，味甜、爽口、多汁，多出现于中国北方的菜园中。这种蔬菜富含多种矿物元素和维生素。由于富含铁、镁等，因此具有造血换血的功效，而其中的甜菜碱更具有加速胆汁分泌的作用，这说明其疏通肝血管的作用特别适合有胆结石问题的人。在餐前喝上半杯，不但可以防止血管梗塞和预防心脏病，还可以治疗忧郁症。一般人除了通过甜菜根汁补充多种维生素以外，当遇上感冒不适、身体虚弱时，甜菜根也可以促进消化，有补给营养的作用。

锰的营养调理

锰是人体几种酶系统的成分之一，其作用与镁相似，但又有所区别。人体对锰的吸收因体质和所摄取的食物的丰富程度而有所不同，一般人每日只需 5 克就可以了。锰对于促进脂肪和碳水化合物的代谢非常重要，而且是人体生物酶的启动剂，促进成长、吸收。当人体出现体重减轻、头发发白、性功能减退时就是缺乏锰的症状。

补充锰的健康蔬果食疗单

茶叶、豆干、坚果、粗粮、所有绿叶蔬菜等。

食材特性

坚果类在市面上人们常常能买到的如杏仁、花生、无花果、核桃等，它们是植物的精华部分，富含多种营养成分，其中蛋白质的含量高达 30% 左右，远高于粮食类。特别是富含多种维生素和矿物质，例如多吃核桃有扩张血管、改善血液循环的作用；花生里有多种维生素 B、E 以及矿物质钙、铁、镁等，每天十颗左右，可以帮助女性消除脚部水肿、补血养颜；开心果被证实可以辅助缓解心脏衰竭的症状；瓜子的合理摄取也可以帮助人们降低血压，提升记忆力。适当补充坚果类能够增强肌体活力，但摄入过多所引起的氧化反应反而会损害维生素所带来的抗氧化作用，所以膳食要均衡，搭配合理才是关键。

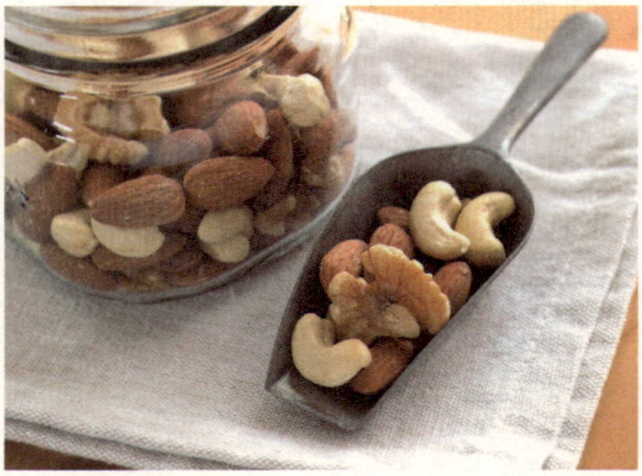

食谱推荐

花生冬菇汤

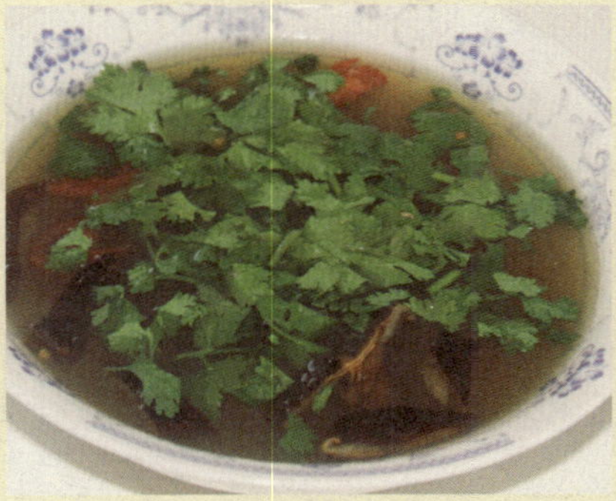

材料

生花生、生姜、冬菇。

做法

1. 花生用清水泡 1～2 小时。
2. 先用大火，加入花生、生姜、冬菇，调入盐，注入适量清汤待水开后 20 分钟后改小火煮 1～1.5 小时即可。

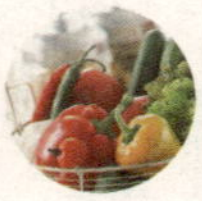

磷的营养调理

磷是作用坚固牙齿和骨骼，DNA、RNA、蛋白质、氨基酸都需要磷的参与，它能储存能量，有效促进心脏和肾脏健康。缺失的话会导致一些血液病，软骨病，骨质疏松等。

补充磷的健康蔬果食疗单

西兰花、紫花苜蓿、葡萄、猕猴桃、芭乐、甜瓜。

食材特性

猕猴桃果肉内含有丰富的糖、蛋白质、有机酸和钙、磷、铁等矿物质及多种维生素。

常吃猕猴桃的人，皮肤特别细嫩光滑，富有弹性。因此猕猴桃被誉为“青春果”、“皮肤果”。猕猴桃味甘酸、性寒、无毒，具有滋补强身、利尿、生津润燥、健脾止泻等功效。

现代医学对猕猴桃也进行了研究，确认它对高血压、冠心病、胃癌、食管癌、肝癌均有防治作用。食用猕猴桃及果汁制品，有防癌和杀伤某些细胞的作用。研究证明，猕猴桃汁有能阻断癌性亚硝基化合物的作用，不但能保持胚胎不死，无畸形，而且能促使发育良好。这一实验说明，猕猴桃汁能阻断致癌物质亚硝基化合物的合成，从而能防止这类物质所引起的肿瘤。

食谱推荐

猕猴桃蜜汁

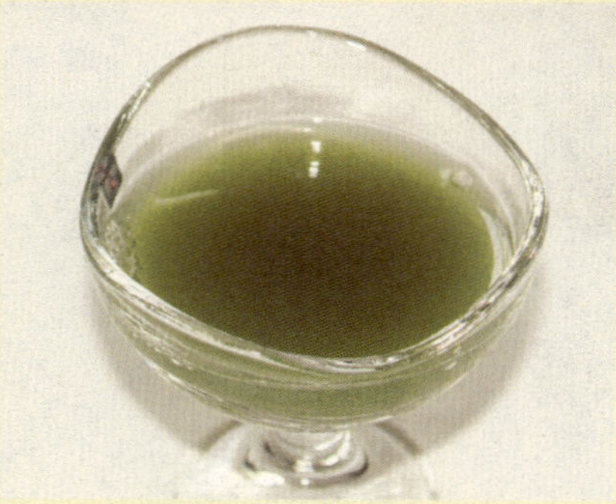

材料

猕猴桃5个，蜂蜜适量。

做法

1. 猕猴桃洗净，去皮，切条块，备用。
2. 把猕猴桃块放入榨汁机内，榨取原汁，加入蜂蜜调好口味，即可饮用。

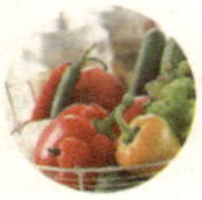

钾的营养调理

钾是保持心脏、肾脏、神经系统、内循环及血压健康所必需的营养素。缺乏时最初的症状会导致轻度的肌肉无力和嗜睡，严重缺乏时会导致麻痹和心律失常。

补充钾的健康蔬果食疗单

各种菌类、深绿蔬菜、萝卜、番茄、香蕉、樱桃、葡萄、猕猴桃、甜瓜等。

食材特性

香蕉芳香味美，含有丰富的糖和各种维生素，还含有蛋白质、纤维及钙、磷、铁等矿物质，其钾的含量居水果之冠，是幼儿和老年人的理想水果。香蕉中还含有大量的果胶，它可以吸收肠腔水分使大便成形，还能吸附肠道内细菌和毒素。香蕉还含有抑制细菌、真菌的其他成分。所以，香蕉可用于治疗某些肠道感染。对于治疗老年性便秘、痔疮便血、小儿食积尤为佳品。青香蕉中还含有一种保护胃黏膜、有利于溃疡愈合的物质。印度科学家把青香蕉磨成粉，每次给胃溃疡病人服 4 克，取得了较好效果。香蕉味甘，性寒，有清热润肠解毒功效。适用于治疗干渴、发烧、痔疮便血、小儿食积、热疮中毒等。

香蕉生食食谱

香蕉夹果酱

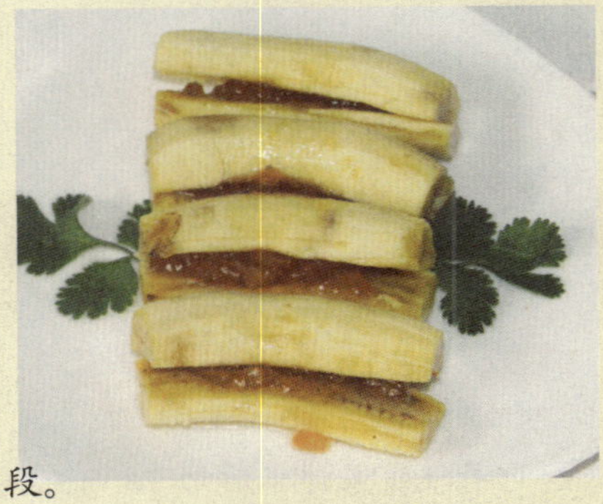

材料

香蕉 10 根，果酱 150 克。

做法

1. 将香蕉去皮，切去头尾后，留中段。
2. 将香蕉剖成两半，抹上果酱。
3. 将两片香蕉合起，夹住果酱，送冰箱冻硬后即成。

硒的营养调理

硒是一种强效的抗氧化剂，能够防止癌症和心脏病，并能提高肝脏功能。缺乏者有时会感觉容易心跳过速或者过慢，严重时出现心律不齐的症状。缺硒还是一种名为克山病的元凶。克山病表现为心脏增大，是一种原发性心肌病。

补充硒的健康蔬果食疗单

干蘑菇、腰果、小扁豆等和各种水果与蔬菜。

食谱推荐

腰果野菜羹

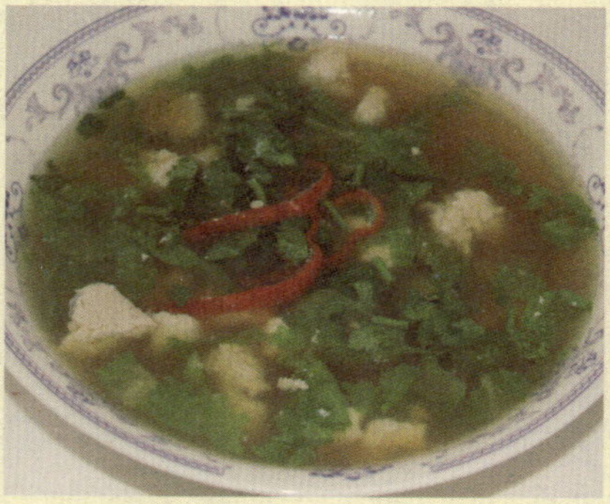

材料

野菜或者深色蔬菜、花生、腰果、豆腐适量。

做法

1. 野菜或蔬菜焯水后切末，花生腰果炒熟后打成末。
2. 豆腐切成末。
3. 锅中放原料、素高汤，调味，烧开，勾芡即可。

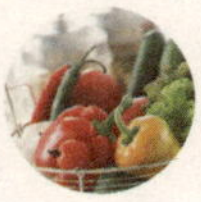

钠的营养调理

钠的作用主要是平衡人体内水、酸碱和渗透压的平衡，能够加强肌肉的兴奋性。在运动时我们所喝的运动饮料中常常有钠的存在，就是为了保证肌体的活跃度。绝大多数水果、蔬菜和核果都有钠。每天在进食过程中注意多吃蔬果，就能自然而然地感觉到精力充沛。

TIPS

现代人的食物烹饪调料中并不缺少钠，事实上应该减少食品添加剂的使用，以避免人体吸收过多的钠。过多地摄入钠盐将会导致血压升高，因此烹饪食物时最好少放或不放钠盐、味精、酱油。

补充钠的健康蔬果食疗单

海带、葵花子、开心果、甜瓜、柠檬、苹果、番茄等。

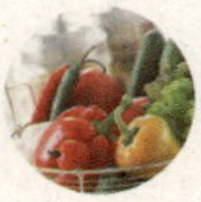

硫的营养调理

硫是保护皮肤、指甲和头发健康，促进大脑功能的重要营养素，还有助于提高肝脏功能。它是一种不可或缺的矿物质，是人体中酶的合成作用的关键组成部分。但现代社会中人体一般不会缺乏硫。

补充硫的健康蔬果食疗单

白菜、大蒜、黄瓜、洋葱、萝卜、葡萄等。

锌的营养调理

锌是一种强效的抗氧化剂，对细胞生长及健康非常关键，促进伤口愈合，并提高肝脏和激素功能。

补充锌的健康蔬果食疗单

西兰花、草莓、紫菜、大白菜等。

食材特性

草莓在欧美被誉为“水果皇后”，其果实艳丽、柔嫩多汁、酸甜适口。果肉含有维生素 B_1、维生素 B_2、维生素 C、维生素 P 和多种矿物质。特别是维生素 C，每百克含 100 毫克，比苹果、葡萄高 10 倍以上。由于草莓色泽好、味道美，最适于作糖渍水果的添加剂，而且可提高这些食品的品质。面包、糕点、糖果等，加进草莓，不但营养丰富，还不易发霉变质。

食谱推荐

草莓橙汁

特点

汁红甜美。

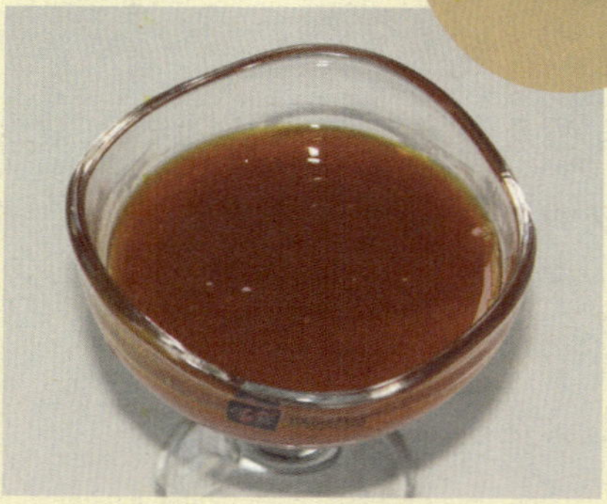

材料

草莓 200 克，甜橙 1 只。

做法

1. 将草莓洗净，沥干水分；甜橙洗净，去皮、去核，切成薄片。
2. 把草莓、甜橙片分别放入榨汁机内，榨取原汁，即可饮用。

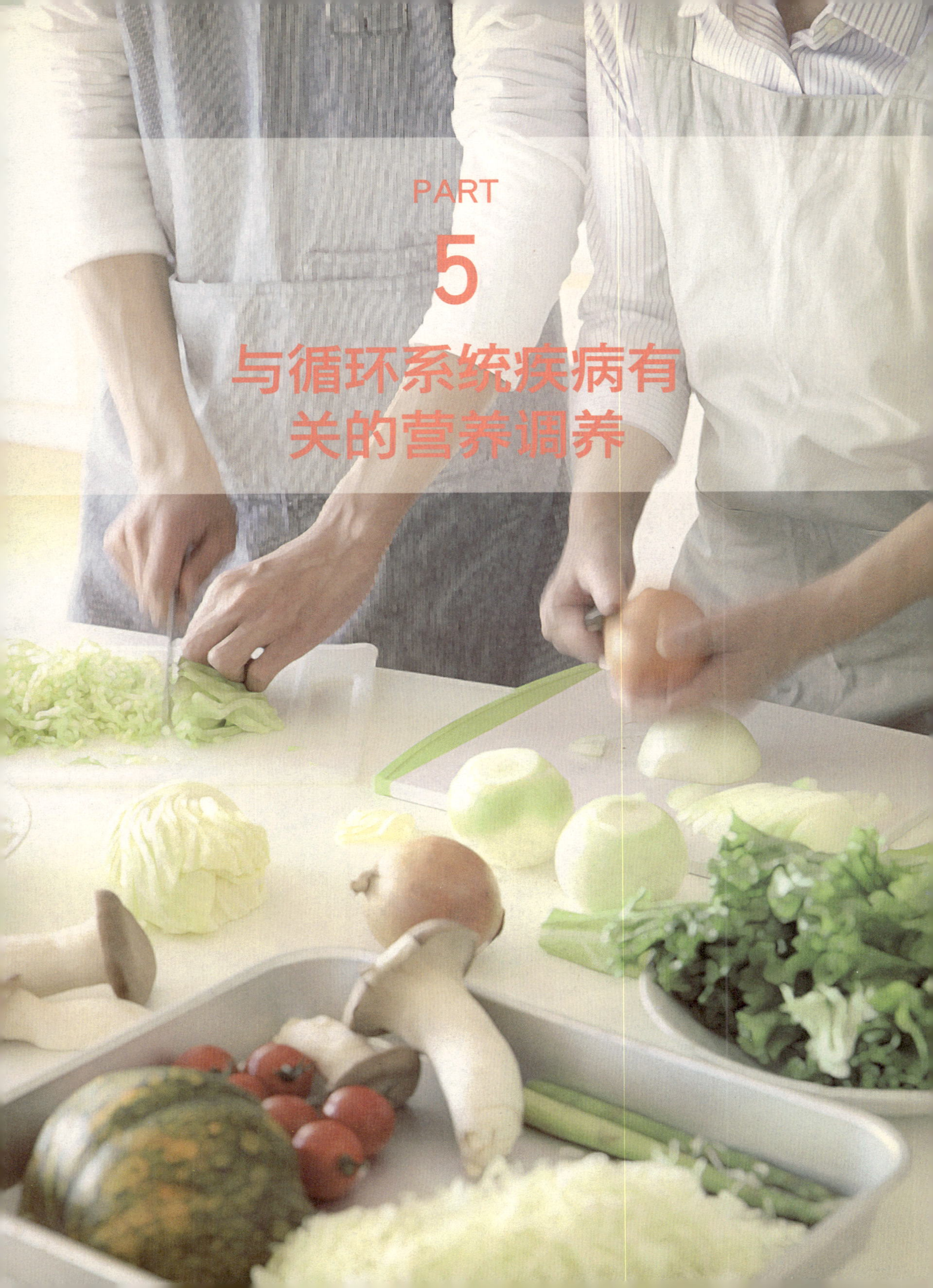

PART

5

与循环系统疾病有关的营养调养

PART 5

循环系统疾病，顾名思义是一系列涉及循环系统的疾病。循环系统是指人体内运送血液的器官和组织，主要是指心脏、血管（包括动脉、静脉和微血管）。如果将人体想象成一座正在蓬勃发展的城市，那么循环系统就是这座城市的交通枢纽，一旦交通堵塞，整个城市都会瘫痪。循环系统疾病中最常见的疾病为高血压、低血压、高血糖、心脏病、动脉硬化、中风、心肌梗塞、血栓等，诸如此类的心血管问题早已经成为欧美国家的头号公敌。而在中国，随着生活条件的提升，三高症状正在侵袭着越来越多的人。科学资料表明，虽说男性在心血管疾病的患病率要比女性高出许多，但是在更年期过后的女性罹患心血管疾病的概率却比男性要高得多。而通常，当心脏出现问题时，往往其病因的发展已经超过十年的时间，所以与其坐以待毙，不如积极防御。事实上，从平时食物的选择上就能知道自己是否有患病的可能，换言之，吃对食物，就是积极防御循环系统疾病关键的一步。

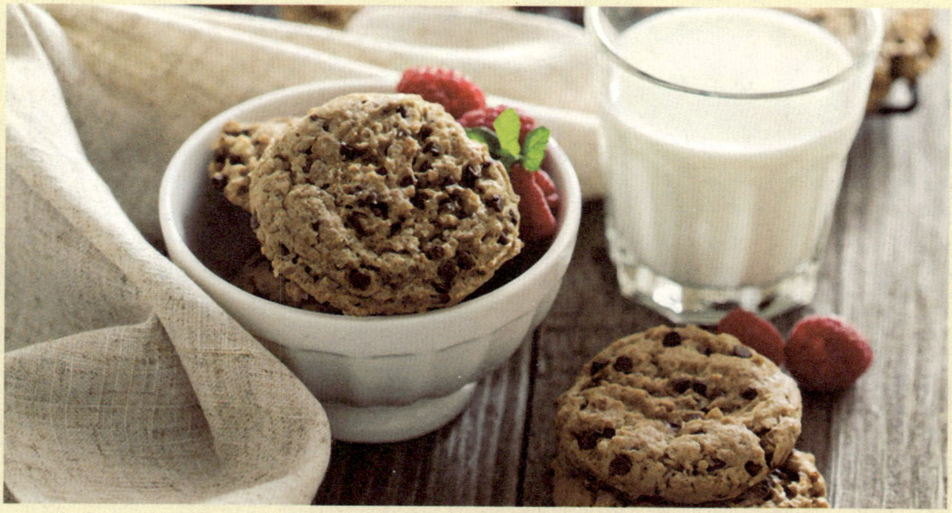

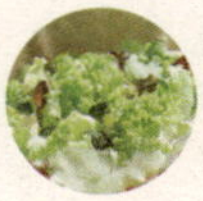

高血压
的营养调养之道

判断血压高低与否可以通过检测自己的血压值，正常人的血压一般为120mmHg/90mmHg 收缩压 / 舒张压，收缩压在 120 ～ 139 mmHg 或舒张压在 80 ～ 89 mmHg 则已经到临界点。高压患者的血压一般会在 140mmHg/90mmHg 收缩压/舒张压以上，长期高血压会导致严重疾病，例如中风、心脏冠状动脉疾病，也会导致视网膜病变、肾硬化等其他并发症。

高血压分为原发性和继发性两大类，原因不明而导致的高血压称为原发性高血压，95% 的高血压患者是属于原发性高血压，由于个别独立病症而导致的高血压被称为继发性高血压，这类患者只占了 5%。科学表明有五类人易患高血压：有高血压家族病史的人群，父母同时患有此类病，子女患病的概率更高；身材肥胖者，酸性体质；经常喝酒抽烟的人；常吃过于油腻的食物而不加节制的人；四十岁以上的人群更容易患有高血压，特别是时常孤独一人，所以家中有亲人的陪伴也对疾病有预防作用。除了极少数因其他疾病而引发的高血压症状，我们完全可以通过食物的调养就能够预防疾病，而生活中许多疾病的爆发都有一个较长时间的潜伏期，在此期间，我们最需要注意的正是合理的膳食搭配，吃对食物，才能让自己更健康。

饮食要节制，一日三餐要定时定量，每天 2 ～ 3 餐为宜，两餐之间不吃零食。最好不要养成暴饮暴食的习惯，每次吃饭只要八分饱就可以了。食物的种类要齐全，营养比例合理，不挑食、偏食，以清淡食物治疗高血压。为什么禁烟禁酒对高血压的治疗那么重要呢？那是因为烟里的尼古丁刺激心脏，导致心跳加快、血管收缩、血压升高，促使钙盐、胆固醇等在血管壁上堆积，加速动脉粥样硬化的形成，能引起血压升高。酒精能破坏小肠内壁，使很多有害物质进入体内。酒能伤害抗癌基因，会促进中风和癌症早发。

治疗高血压的健康食物蔬果单

能降压的食物有：全粮、豆类、亚麻籽、芹菜、胡萝卜、番茄、包菜、黄瓜、西兰花、大蒜、洋葱、香菇、木耳、各类水果，这些对治疗和预防高血压、脑出血、脑血栓都有较好效果。治疗原发性高血压（营养治疗），一般一周之内血压能降到140/85，则可以停药，停药后两周内能恢复正常。多食用天然食物，少盐、低脂、高纤维食物能使血压恢复正常状态。

食材特性

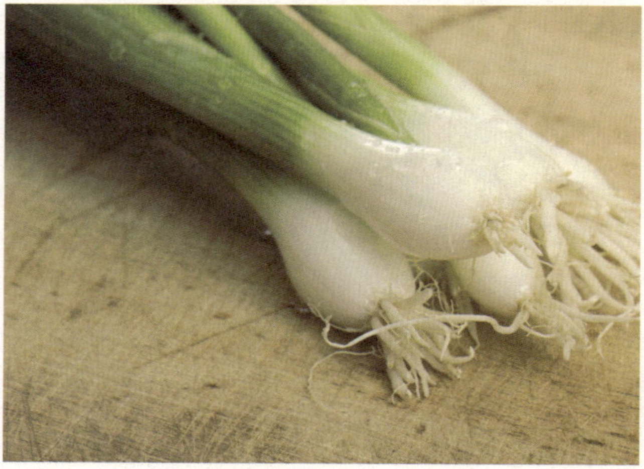

葱营养丰富，含有β-胡萝卜素、维生素B_2、叶酸、蛋白质、微量元素钙、磷、铁等。葱的药用价值也很高，葱叶有祛风发汗、解毒消肿的功效，可治感冒风寒、头痛鼻塞、身热无汗、中风、面目浮肿、疮痈肿毒等功效，可用于治疗头痛、痢疾、痈肿等。葱汁有散瘀、解毒、驱虫的功效。

葱所含有的化学成分比其他蔬菜要复杂得多，剥葱和切葱时，会有一种气体，能刺激眼睛流泪，这就是葱中的一种羊脂性硫化丙烯物质。葱中的葱素称植物杀菌素，是杀菌的能手，冬季呼吸道传染病流行时，常吃葱会起到预防作用。口中有细菌，生吃一棵大葱，就可杀灭90%的细菌。葱头中还有一种物质，它能降低血压，预防因高脂食物引起的胆固醇升高，可使纤维蛋白质溶解度下降，从而起到预防动脉硬化的作用。

食谱推荐

小葱拌豆腐

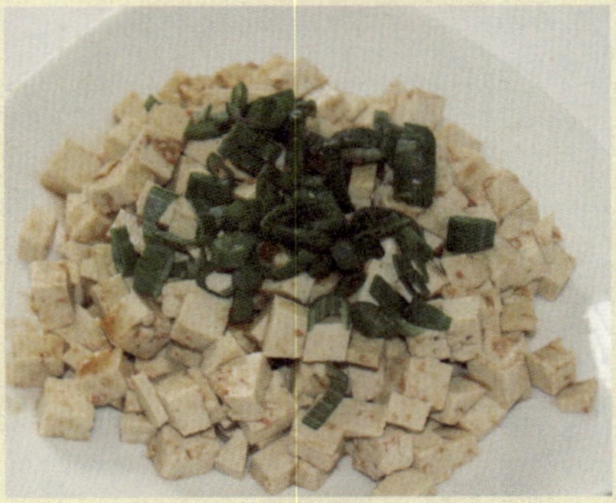

材料

1. 小葱 100 克，豆腐 300 克。
2. 芝麻粉 15 克，精盐适量。

做法

1. 将豆腐用开水汆一下，切成小方丁；葱洗干净，切成小段备用。
2. 将豆腐丁放入盘内，入葱段、精盐、芝麻粉，拌匀即成。

食材特性

白萝卜味辛、甘，性凉，可消积滞、化痰热、散淤血、解酒毒常吃白萝卜可降低血脂、软化血管、稳定血压，能防治冠心病、动脉硬化。萝卜所含的纤维可使胃肠蠕动，使大便通畅。患消化不良性腹泻、溃疡性结肠炎、不完全性肠梗等肠胃疾病的人，吃白萝卜均有治疗作用。据临床发现，萝卜汁内服可防治胆结石，外用可治疗滴虫性阴道炎，有效率可达 90% 以上。木薯中毒时，可用大量萝卜汁灌服，有解毒效果。

萝卜是防治矽肺的首选佳蔬，因萝卜有顺气、化痰、止咳、解毒、消炎等作用。它的散瘀功能，可使肺部纤维性变化逆转；它的下气去痰作用，能帮助清除肺尘。已患矽肺的病人，可每日多吃些白萝卜，能使黑痰减少，咳嗽减轻，胸满缓解。

白萝卜对各种疾病的治疗功效

1. 治小儿伤风咳嗽：萝卜汁 15 毫升，麦芽糖 9 克，生姜汁 3 滴，混匀服。
2. 治咽干鼻燥：白萝卜榨汁，每日早晚各服 1 次，每次 3 汤匙。
3. 治声哑失声：萝卜 250 克，生姜 30 克，分别捣烂挤汁，频频含咽。
4. 治扁桃体炎：白萝卜汁 200 毫升，甘蔗汁 100 毫升，蜂蜜冲服，1 日 3 次。
5. 治胃满腹胀、消化不良、胃酸过多：随意适量吃生萝卜。
6. 治高血压头晕：萝卜汁，1 日 2 次，每次 30 毫升。
7. 治矽肺：每日吃萝卜，同时适量吃鲜土豆，连续食用半年，可使黑痰减少，咳嗽减轻，坚持一年，症状可渐次消失。
8. 防治胆石症：鲜萝卜 250 克，捣烂挤汁，加蜂蜜，冷服，每次 300 毫升，1 日 2 次。
9. 治接触性皮炎：白萝卜汁，涂患处。

食谱推荐

凉拌萝卜丝

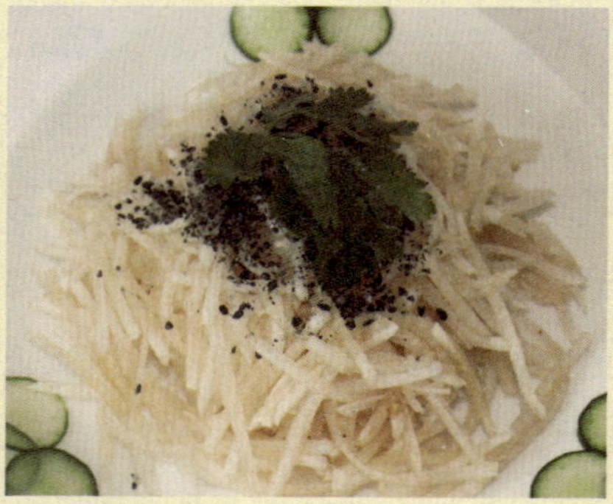

材料

1. 白萝卜 400 克。
2. 盐、蜂蜜、柠檬一个（榨汁）、芝麻粉各适量。

做法

1. 将白萝卜洗净，切成细丝，用适量盐把萝卜丝拌匀，腌约 5 分钟左右，挤去水分，放入盘内。
2. 将盐、蜂蜜、柠檬汁、芝麻粉中在一起，调匀，浇在萝卜丝上，拌匀即成。

禁忌食物

所有肉类、过咸食物、腌制品、烟、酒、浓茶、咖啡及辛辣刺激性食物，如：姜、辣椒、芥末、胡椒、肉桂、桂皮等。

TIPS

运动能治愈高血压，运动除了可以促进血液循环，降低胆固醇的生成外，还能增强肌肉，预防骨骼与关节僵硬的发生。在增加食欲、促进肠胃蠕动的同时，运动可以预防便秘、改善睡眠品质。最好是要有持续有氧运动的习惯，例如：散步、慢跑、太极拳、骑自行车和游泳等。

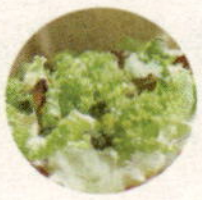

心脏病的营养调养之道

心脏病是心脏疾病的统称，可以分为先天性心脏病和后天性心脏病，先天性心脏病与女性在怀孕初期所服用的药物以及家族病史有关；而后天性心脏病常见的病症如高血压性心脏病，主要是由于长期处于压力状态下，情绪反复易怒，患有高血压疾病所引起的；冠状动脉心脏病是由于冠状动脉病变引起；风湿性心脏病是由于湿热风寒入体引起的局部心肌组织病变所导致的。引发心脏病的原因多种多样，但是很多的病症都与我们的生活习惯息息相关。

1. 适量稳定的饮食习惯是有助于我们改善自身的健康状况的。首先要定时定量，切忌暴饮暴食，避免过饱，最好七八成饱，每天 2 ～ 3 餐，最好 2 餐。

2. 控制脂肪能防止血黏稠。脂肪数量和品质很重要，应适当供给不饱和脂肪酸，不食用饱和脂肪酸，脂肪应占总能量 10% ～ 20%，使用天然果仁、花生、芝麻、核桃、亚麻籽、腰果、松仁、瓜子，禁用动物脂肪和精炼油。

3. 禁用含胆固醇的食物（肉类、蛋类、牛奶），应给予饮食指导，用天然食物（全粮、豆类、蔬菜、水果）。禁用或少用含胆固醇的食物是因为胆固醇通常经由肝脏转化为脂蛋白供人体使用，但是当过多的胆固醇凝结在血管壁上会引发血栓，引起中风、高血压等并发症。实际上，胆固醇固然是存在于动物性食物之中，但植物中也存在一种类似胆固醇的物质—植物固醇，它能抑制胆固醇的吸收，降低动脉粥样硬化、静脉血栓等形成。

4. 碳水化合物应占总能量 70% ～ 80% 左右，肥胖者碳水化合物应占 80%、脂肪 10%、蛋白质 10%。碳水化合物是地球上最为丰富的有机物，化学中被称为糖类，是提供人体热量最重要的来源之一，而其最重要的生理功能就是调节脂肪代谢，提供膳食纤维。

5. 健康人的蛋白质需求量应为总能量的 10%，通常从食物中如大豆、赤豆、绿豆、芸豆、扁豆等获取植物蛋白质。

6. 应限制钠盐的摄入量。对于高血压病人，尽量不食外来盐，多食用新鲜绿叶菜，深色蔬菜。水果含 β－胡萝卜素、维生素 C、膳食纤维，可以减少胆固醇的吸收，所含有的黄酮类物质有显著扩张冠状动脉和镇静作用。

治疗心脏病的健康食物蔬果单

可用食物：粮食类如糙米、小米、黑米、全麦面粉、燕麦片；豆类如大豆、绿豆、豌豆、芸豆；果仁类如花生、腰果、各种瓜子、杏仁、核桃、芝麻、亚麻粉等；水果类如苹果、梨、桔子、凤梨、葡萄、草莓、香蕉、桃等；蔬菜类如白菜、萝卜、番茄、马铃薯、包菜、西兰花、黄瓜等。

禁用食物：含动物脂肪的猪、牛、羊、鸡、鸭、鹅等肉类；含高胆固醇的猪皮、猪肝、肾、肺、脑、鱼子、蟹黄、奶油、脂肪；含高能量的冰激凌、巧克力、蔗糖、油酥甜点各种糖等；刺激性食品如辣椒、各类腌制酱、芥末、胡椒、酒、烟、咖啡、浓茶等。

食材特性

绿豆芽是一种营养佳品，绿豆经水浸出芽后，维生素变化很大。实验证明，其中胡萝卜素增加 2 ～ 3 倍，维生素 B_2 增加 2 ～ 4 倍，叶酸增加 2 倍。维生素 C 的含量增加到每百克 10 ～ 30 毫克。在绿色蔬菜淡季，豆芽确是天赋的健康菜蔬。豆芽中的叶绿素，还有防癌作用。经常食用可以保护皮肤和微血管，降低血液胆固醇，预防冠心病、高血压和动脉硬化等病。

食谱推荐

凉拌绿豆芽

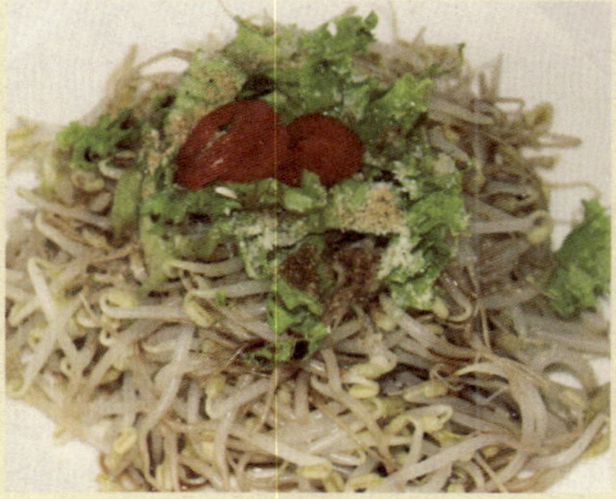

材料

1. 绿豆芽 500 克。
2. 盐、芝麻酱 20 克、柠檬 1 个（榨汁）、芝麻粉少许。

做法

1. 绿豆芽洗净后放入盆中。芝麻酱加水调稀，再加盐、柠檬汁、芝麻粉调均匀备用。
2. 锅放水在火上烧开，倒入绿豆芽汆一下，捞起在凉水中过凉，然后挤干水分装盘，浇上拌好的调料，拌匀后即可食用。

循环系统疾病食物宜忌

食物类别	允许摄食的食物	不可摄食的食物
粮食	糙米、全麦面粉、玉米、小米、高粱等	精米、精面、油炸食品等
豆类	大豆、赤豆、绿豆、豌豆、芸豆等	豆干、霉豆腐等
蔬菜	芹菜、茄子、马铃薯、包菜、西兰花等	咸菜、酱菜、泡菜品等
水果	苹果、梨、桔子、葡萄、香蕉、桃等	水果罐头、水果糖等
调味品	大葱、大蒜、洋葱、小茴香等	味精、食盐、酱油、豆瓣酱等
饮料	水、果汁、蔬菜汁、小麦草汁等	汽水、可口可乐、啤酒等
蛋类		鸡蛋、咸蛋、皮蛋等
禽肉类		猪、牛、羊、鸡、鸭、鹅等
水产类	海带、紫菜	一切鱼类
油脂类	瓜子、花生、芝麻、亚麻籽、松子等	动物脂肪、精加工油等
奶类	豆奶、腰果奶、杏仁奶、花生奶	牛奶、奶粉等

PART 6 与造血系统疾病有关的营养调养

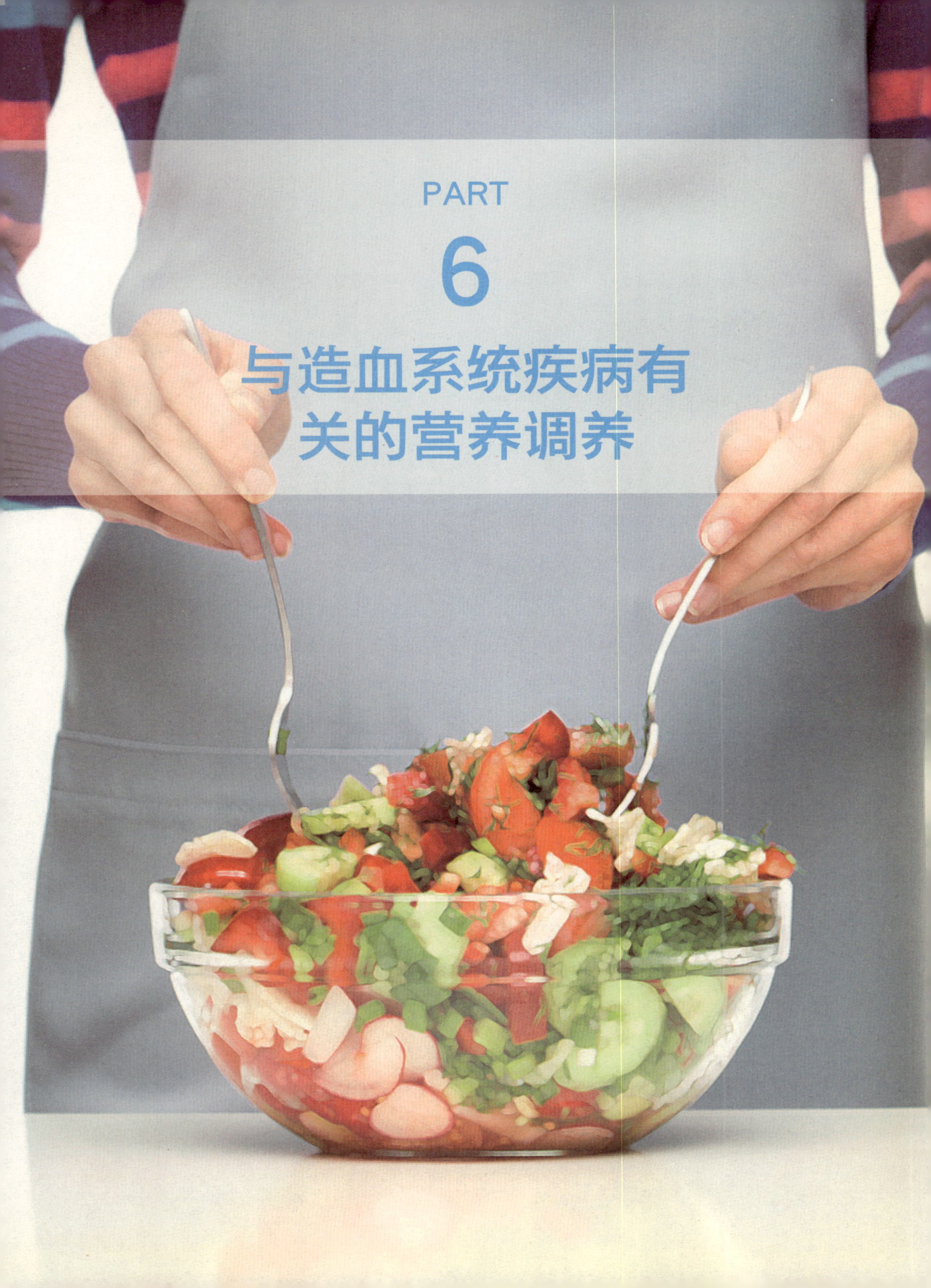

PART 6

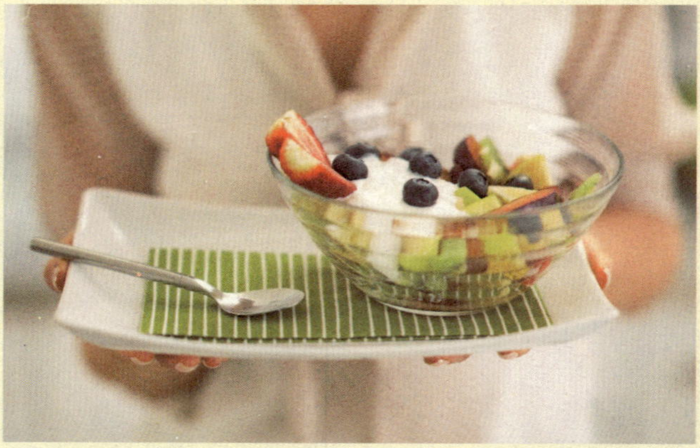

血液对人体的重要性不言而喻。正常人体的造血系统是指分布在人体机体内的制造血液的造血器官和造血细胞所组成的整个系统。造血器官主要是指淋巴组织和骨髓，而造血细胞则产生于人体胚胎的发育过程之中，先是发生于胚胎的中胚层，随着胚胎的进一步发育，造血中心转移至卵黄囊，随着胚胎成长，人体的肝脏、脾、肾、胸腺和淋巴结等也参与造血过程，直至人体出生时形成淋巴细胞的器官，同时骨髓在人出生之后遍布全身，也就成了主要造血的人体组织了，这也是为什么当出现血液疾病的时候，医生会最先从造血器官开始排查病因的缘故。骨髓中包含着红骨髓，存在于人体的扁平骨、肱骨及股骨近端骨髓中。其余为黄骨髓，黄骨髓平时无造血功能，但在生理需要时，黄骨髓、肝、脾，甚至淋巴结可恢复造血功能，所以又被称为髓外造血。与此同时，生成血液需要血细胞的参与，血细胞生成除需要造血干细胞外，还需要血液微环境的调节，因为只有血液微环境或直接与血细胞接触或释放某种因数引导才能促使血细胞生成，所以每当我们的身体出现造血系统疾病的时候，通常都是与这些造血要素出现异样或是缺失有密切的关系。而我们最关心的是，造血系统疾病是先天形成的还是后天形成的？有哪些疾病属于造血系统疾病？该怎样去治疗和调养呢？

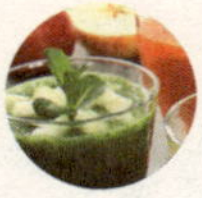

再生障碍性贫血的营养调养

再生性障碍贫血是一种由于生理上的，如免疫系统问题或者是家族遗传的因素所导致，或是由于药物、化学物质、病毒感染或是不明因素作用使得骨髓造血干细胞和骨髓微环境严重受损，造成骨髓造血功能低下或衰竭的疾病。临床的症状以血小板减少所致反复感染、出血、感染症候群等为主要表现。1888年出现第一例青年女性患者，临床症状包括白细胞减少、发热、严重贫血、牙龈溃疡和月经过多等症状。

症状处方

有出血点贫血

可进食大豆、土豆、花生、芽菜、果汁、菜汁等食物，它们能供给丰富铁、铜、钾及优质蛋白。

伴有发热、体虚、食欲不振

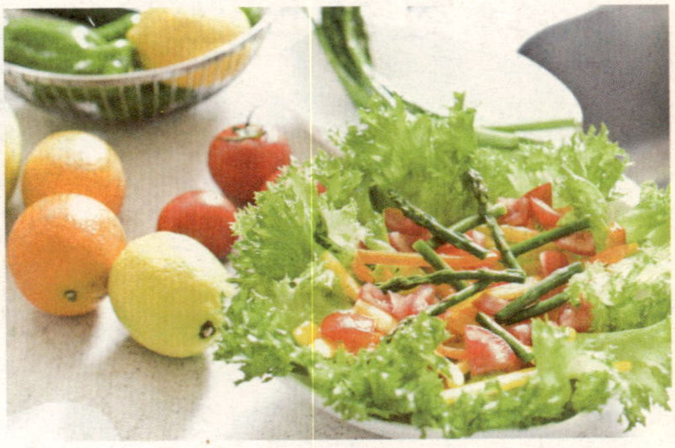

应供给易于消化和吸收的食物，最好是流食，可用苹果汁400毫升加小麦草汁100毫升，每天7次，每隔2小时1次，从早上7点开始到晚上7点结束，连喝数天。病情好转后可以吃主食。

日常调养

平常可以配合食疗汤饮用，如红枣、木耳、莲子煮水当茶喝，花生皮泡水当茶喝。

障碍性贫血的饮食调养

7:00	喝纯小麦草汁 200 毫升 + 红甜菜汁 100 毫升（可以用土豆、红薯、芦荟任选一样代替）+ 胡萝卜汁 100 毫升 + 莴苣 100 毫升 + 柠檬半个挤汁
9:00	豆浆加核桃粉一杯
11:00	开始喝纯小麦草汁 200 毫升 + 黑萝卜汁 100 毫升（可以用土豆、红薯、芦荟任选一样代替）+ 胡萝卜汁 100 毫升 + 莴苣 100 毫升 + 柠檬半个挤汁
13:00 ～ 17:00	根据上午安排反复一遍
19:00	喝亚麻籽水 300 ～ 500 毫升

食谱推荐

珍珠红翡白玉羹

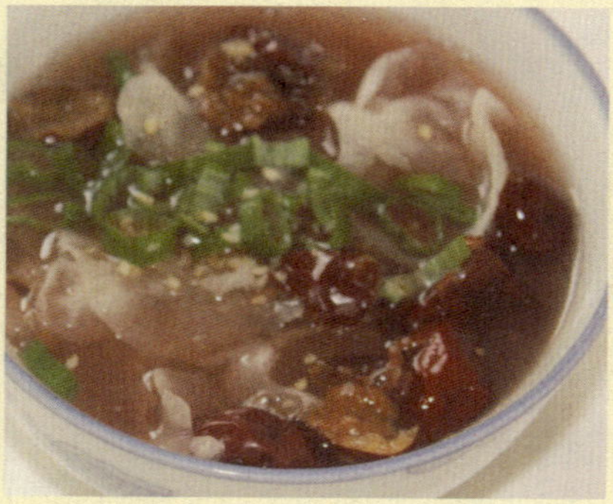

材料

红枣、银耳、新鲜莲子、冰糖。

做法

1. 把银耳去蒂与红枣一起浸泡开。
2. 入锅慢慢炖煮熟透。
3. 待银耳和红枣熟烂了以后，将新鲜莲子放进去稍微滚开即可（若用干莲子则应与红枣、银耳同煮的，熟后莲子粉酥。鲜莲子水滚即可，口感清脆味清甜）。
4. 加冰糖搅匀待凉后，放进冰箱冰镇，5 分钟后即可食用。

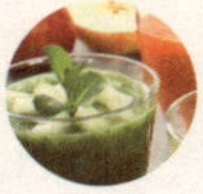

白血病
的营养调养

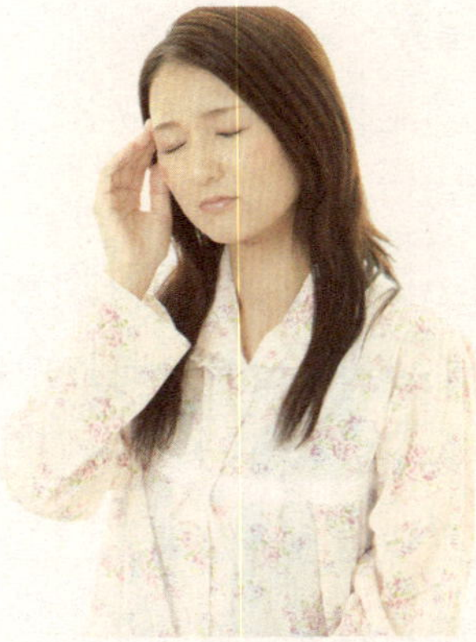

白血病的病因就病理来说，是因为某一种白细胞的前体细胞失去分化再生的能力，在骨髓中与其他组织形成恶性增生的恶性循环，并影响肝脏、脾、淋巴结等身体的健康组织，破坏器官，抑制正常造血功能的一种血液系统疾病。

听上去，是不是和肿瘤形成原因很相似呢？但是与肿瘤不同的是，白血病并不是生长在局部的多余病原组织，而是随着血液散布全身的一种恶性血液病。在患病的早期，贫血为首发症状，伴随着虚弱无力、脸色苍白、多汗，无论在休息还是活动都会觉得十分疲惫。随着病情的加重，贫血症状也在逐渐地加重。其次是发热，常常会在 38℃以上甚至是 40℃以上的高温，以及在颈部、锁骨、腋下、腹股沟处出现原因不明的浅表淋巴结肿大、出血、头疼、恶心、呕吐、偏瘫等神经系统症状。

在白血病症状中，儿童中发病率较高，男性的发病率也略高于女性。

白血病还可根据病症分为急性和慢性两大类。急性白血病的特征是不成熟白细胞占骨髓中 5% 左右，这种细胞激增的现象导致骨髓无法制造健康的血细胞，多在青少年和儿童中出现。而慢性白血病则是过多地制造成熟但不正常的血细胞，一般见于成年人的群体之中。其实白血病通过调养是可以恢复正常的，比如多吃蔬果，加强运动等。

症状处方

有发热迹象

摄取易消化、含高维生素的食物，如果汁、蔬菜汁。

日常调养

1. 麦草苹果汁，每天 7 次。
2. 芽菜原汁，每天 7 次。
3. 用小麦草汁 100 毫升加水 600 毫升灌肠，每天一次，连灌 3 ～ 5 天，如果没有小麦草汁可以用柠檬汁代替。
4. 红枣 10 个、木耳 10 克、莲子 10 克煮水当茶喝。
5. 花生皮泡水当茶喝。
6. 生吃苜蓿芽、绿豆芽、苦瓜、茄子等调整血液病的食物。

食谱推荐

木耳拌丝瓜

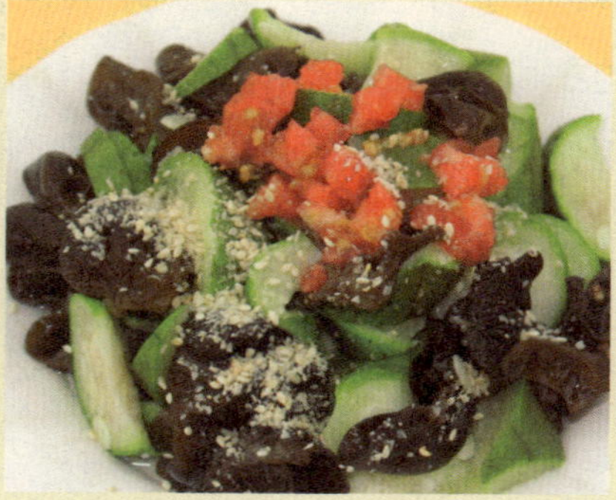

材料

1. 嫩丝瓜、木耳、蒜汁、盐、蜂蜜、芝麻粉、柠檬 1 个（榨汁）。

做法

1. 把嫩丝瓜切成薄薄的条或片状（切好后如果不能立即下锅焯水，就先泡到冷水中，免得发黑）。将泡发的木耳切片。
2. 在开水中放少量的盐，倒入丝瓜条焯一下。
3. 焯熟后捞出，浸泡到冷水中，再焯木耳，同样放入冷水过凉。
4. 控水后用蒜汁、盐、蜂蜜、芝麻粉、柠檬汁将丝瓜和木耳拌匀即可食用。

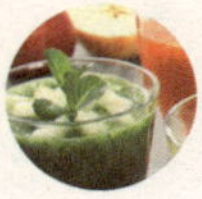

过敏性紫癜的营养调养

过敏性紫癜其实是一种由于细菌感染、药物过敏、寄生虫、食物过敏等原因所引起的血管过敏反应而导致的出血症状。主要表现有皮肤紫癜、胃肠疼痛、关节肿痛及泌尿系统症状，多见于儿童和青少年，20 岁前发病率占本病的 86.57%。春秋两季属于此类疾病的高发期。

一般在发病前一到两周，有上呼吸道感染的症状，以及出现皮疹，有发痒或痛感，关节会出现明显的疼痛、红肿症状，类似于风湿性关节炎的症状，并且伴随腹部疼痛、呕吐、腹泻等症状。这类的病症让医生和家属感到为难，为何一下子出现那么多急症，但却偏偏把真正的病灶隐藏了起来。其实如果患上过敏性紫癜，最基本的常识就是查过敏源，排查药物的摄入会不会导致体质过敏。病人平时在食物的摄取上应该避免易导致过敏的食物，如鱼、虾、蟹、蛋等。可食用有助利尿排毒食物调节，如冬瓜、西瓜皮汁、小麦草汁等。

症状处方

有高发热迹象

供给高纤维食物，如：糙米、全麦面粉、豆类，并注意增加含维生素 C 多的果汁。

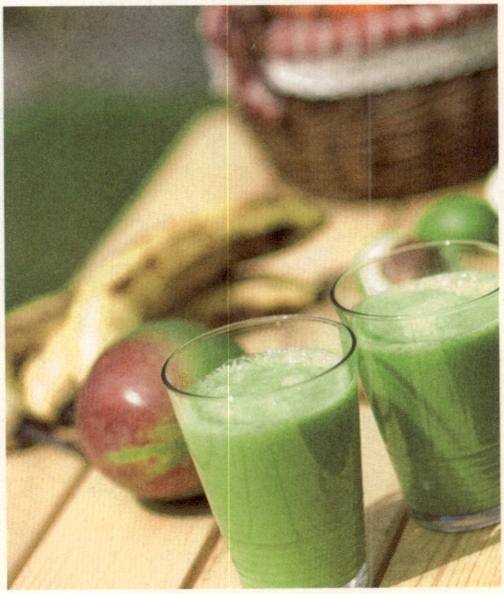

日常调养

1. 生花生米 250 克，一日内分三次吃完。

2. 花生皮、柿子叶各 5 克，用开水冲泡，每天喝数次。

3. 黑芝麻 15 克，红枣 10 个，扁豆60克，蜂蜜30克，一起煮熟喝汤，吃红枣和扁豆。

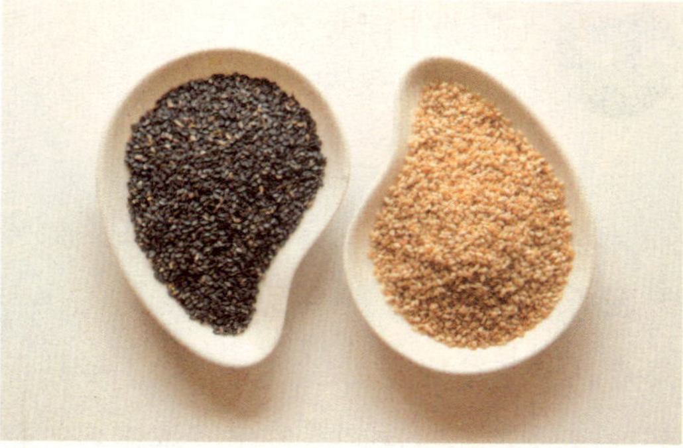

4. 红枣10个，藕节15克，加水共煮至枣熟汤黏，吃枣喝汤，每天一次，连服30天。

5. 藕节3个，鲜荞麦叶60克（可用小麦苗），小煎代茶饮。

食谱推荐

水晶冬瓜饺

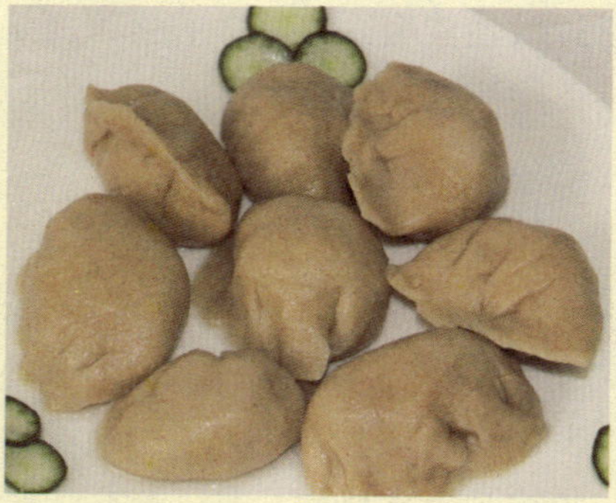

材料

1. 冬瓜1000g、白菜100g、胡萝卜50g、葱少许。
2. 盐、蘑菇粉、生粉。

做法

1. 胡萝卜、白菜和葱切碎，搅拌均匀，加盐和蘑菇粉调味做成饺子馅。
2. 冬瓜切块，再切出透明薄片，在冬瓜片的一面拍上生粉。
3. 将冬瓜片放入开水氽烫1分钟捞起，使拍有生粉冬瓜的一面具有黏性。
4. 将冬瓜皮沾有生粉的一面朝上，放上做好的馅，对角折起，捏住包好。
5. 将捏好的冬瓜饺放入蒸锅，蒸煮5分钟即可。

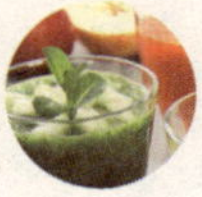

红斑狼疮的营养调养

红斑狼疮其实是一种自身免疫性疾病，“狼疮”一词正因为发作起来病情忽急忽缓，极为凶险，而且极易复发，如同狼出没一样狡猾，而且面部由于疾病导致的皮肤损害而致使像被狼咬伤一样，而得此名，可见此病之可怕。

红斑狼疮的发病成因至今也尚不完全清楚，学者认为是多种医素共同导致的，目前世界上就有很多风湿病学家正在积极寻找导致系统性红斑狼疮的发病原因。大量的研究表明，遗传因素是可以作为一个内因，但也需有环境等外因参与才能发病。

系统性的红斑狼疮常常发病于女性群体之中，特别是正值育龄期的中青年女性。研究表明，雌激素对此群体发病起着重要的作用。而患病的症状常常是伴随着面部损害、雷诺现象、脱发、光敏感、口腔溃疡、关节炎、胸膜炎、蛋白尿等十四种症状。

食疗可以通过补充高能量、高蛋白、高维生素的食物如全粮、糙米、红米、小米、玉米、小麦面、黄豆、苹果、猕猴桃、葡萄等以及含矿物质锌、铜、钾、铁等微量元素的食物供给。

症状处方

有高热迹象时

供给易消化、含高维生素的食物：如果汁、菜汁等。

日常调养

1. 麦苗苹果汁（小麦草汁 100 毫升，苹果汁 400 毫升，混合即可），每天喝 4 次。

2. 麦苗胡萝卜汁（小麦草汁 100 毫升，胡萝卜汁 400 毫升，混合即可），每天喝 3 次。

3. 亚麻籽水洗患处，每天数次。

4. 小麦草汁洗患处，每天数次。

5. 用小麦草汁 100 毫升，温开水 600 毫升，每天灌肠 1 ～ 2 次，用于治疗发烧。

6. 花生皮泡水当茶喝。

7. 生吃芽菜、苜蓿芽、绿豆芽等。

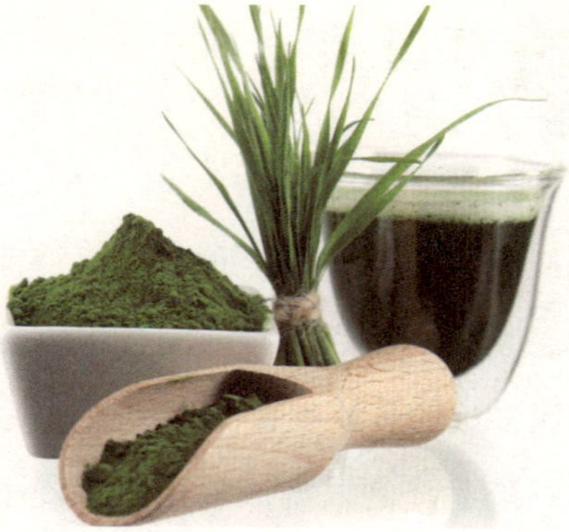

食谱推荐

花生紫米红豆粥

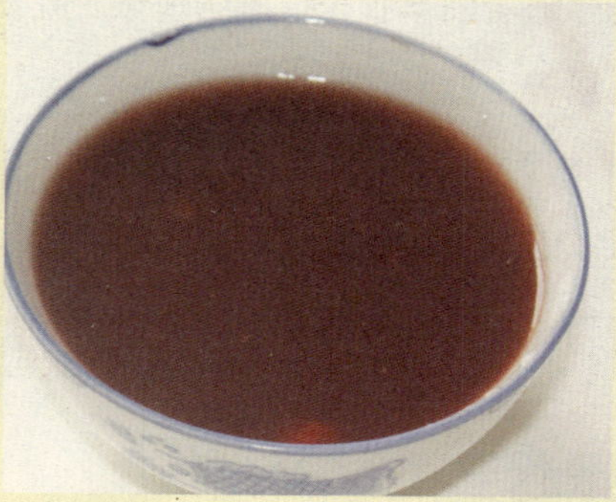

材料

花生、紫米、红豆、山药。

做法

1. 将花生（最好是选取红皮花生）、紫米、红豆提前浸泡约半天。
2. 将山药削皮，切块。
3. 烧一锅水，待水开后，把所有材料倒进锅里，搅拌几圈。再次烧开后，转小火慢慢煮。
4. 不时地搅拌，以免烧糊。当花生、红豆和山药都煮得绵软时，再搅拌几次。
5. 起锅。如果喜欢甜味，可以加些蜂蜜。

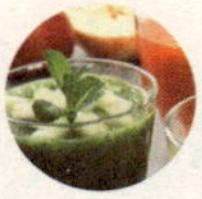

巨幼红细胞性贫血
的营养调养

孕前或孕中的女性和新生儿很容易因为缺乏维生素 B_{12} 或叶酸而导致巨幼红细胞性贫血，这种贫血的特点是骨髓里的幼稚红细胞量多，红细胞核发育不良，成为特殊的巨幼红细胞。发病时主要表现为贫血及消化道功能紊乱、缺铁性贫血、舌炎和舌体疼痛、食欲减退及腹胀腹泻等症状，同时还伴有手足麻木、虚胖、头发稀疏枯黄、皮肤常呈蜡黄色等体征症状。

这种症状通过医院治疗配合营养供给，是能逐步纠正贫血状况的。医疗上通过吃维生素 B_{12} 药片，或肌肉注射 B_{12} 针来达到治疗的效果，而在日常的调养中则最好以全天然食物为主，如糙米、全麦面粉、小米、黑米等。补充含叶酸和铁的食物，可以多吃深绿色的蔬菜和各种颜色的水果。在饮食上要采用易消化，且含有丰富蛋白质、维生素、叶酸和铁的食物。

症状处方

日常调养

1. 麦草苹果汁 500 毫升，每天 4 次。
2. 麦草胡萝卜汁 500 毫升，每天 3 次。
3. 花生皮泡水当茶喝，每天数次。
4. 莲籽 50 克，红枣 25 克，黑木耳 10 克，煮熟，每天三次。连用 2 ～ 3 月或者长期吃。
5. 每天 2 种水果，补充维生素 C 和矿物质铁的需要。
6. 生吃芽菜、苜蓿芽、绿豆芽、生菜等。
7. 要用果蔬汁餐 7 ～ 10 天（主要以小麦草汁加苹果汁和小麦草汁加胡萝卜汁为佳）。

五谷类

1. **糙米**：糙米能帮助消化，比白米更容易消化吸收，能预防脚气病和排除毒素。糙米保留了胚芽，胚芽虽然只占米的百分之三，但所含的维生素和矿物质却占到了百分之七十，特别是维生素B_1。因此，更适合婴儿和糖尿病患者以及想保持苗条身材的人食用。

2. **黑米**：黑米是糯米中的珍贵品种，是糖尿病和心血管疾病患者理想的膳食调养品，也是营养价值极高的滋补品。

3. **小米**：小米能益肾和胃、除热补虚、安神健胃。小米所含丰富的色氨酸，可轻松被人吸收，色氨酸会促使分泌五羟色氨酸促睡血清素，是很好的安眠健胃食品。

食谱推荐

水果蛋糕

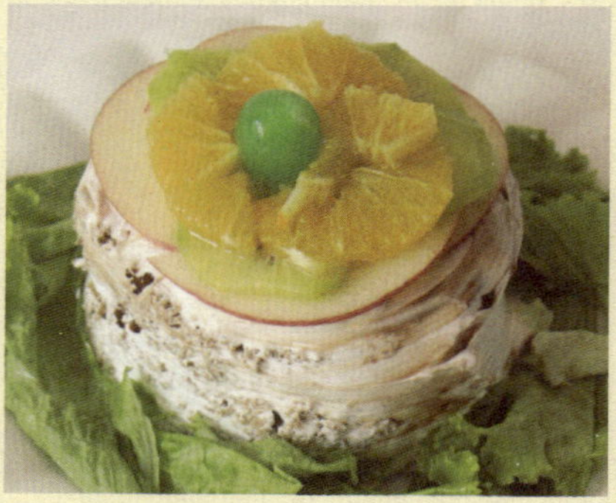

材料

1. 寿司饭200g、奇异果1颗、橘片、榛果、蛋糕模型2个、苹果片、草莓。
2. 薄荷叶、紫苏粉适量。

做法

1. 将紫苏粉与寿司饭混拌均匀备用。
2. 奇异果去皮切片备用。
3. 模型上铺一张保鲜膜，将做法1中的饭填入至1/2满，充分用手按压紧实，铺上一层奇异果片，再用饭将模型填满，按压紧实后脱模。
4. 将橘片、苹果片、草莓、奇异果片依喜好排放在成形的饭上，再摆上榛果、薄荷叶装饰即可。

PART

7

与肝、胆、胰疾病有关的营养调养

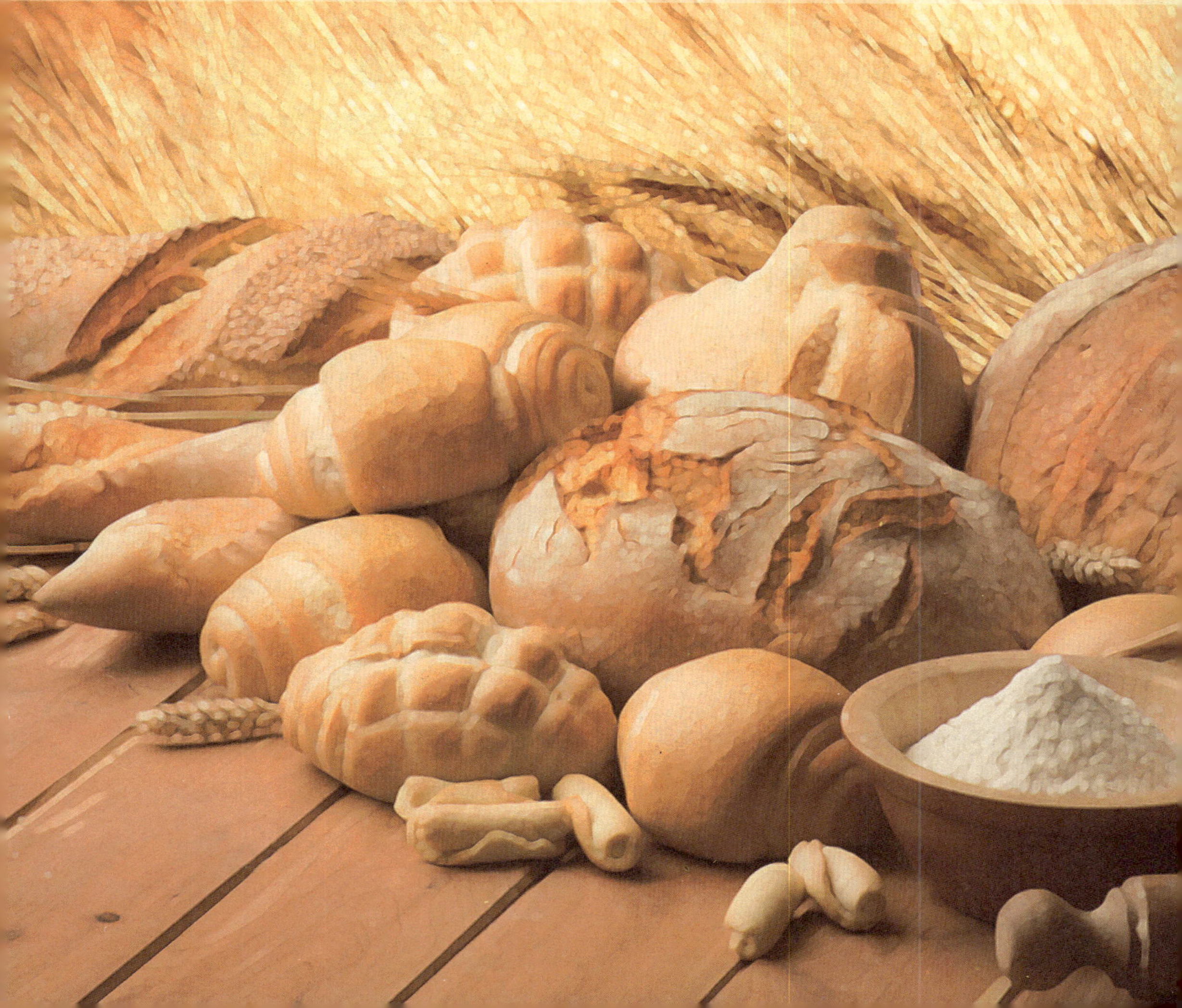

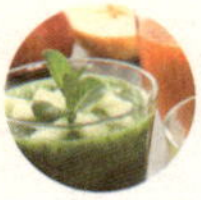

肝硬化疾病
的营养调养

肝硬化是一种因致病因素长期或反复损害肝脏所导致的疾病。肝硬化早期的症状一般较轻，患者常会有腹胀、腹部有隐痛、吃不下东西、恶心呕吐等症状，其中又以食欲不振为主要的症状。

大多数肝硬化患者都有饮酒的习惯，其中很大一部分人长期过量饮酒。还有一部分人有熬夜的坏习惯，喜爱吃辛辣的食物，饮食口味重。

肝硬化患者应当多吃富含维生素B族的食物，如粗粮。富含维生素C的蔬菜水果应大量补充，它对肝细胞再生起到十分明显的作用。对于肝硬化患者来说，每日的能量供给应较高，蛋白质的供给也需要用心调整，应当尽可能地提供给患者优质植物蛋白，因为优质蛋白可以促进受损的肝细胞修复和再生。

肝硬化患者每日的脂肪量不宜摄入太多，摄入来源应尽量选取天然的未经过精炼的油、花生、核桃、腰果、松子、亚麻籽等。

碳水化合物应足量摄入，主食可选取糙米、红米、小米、玉米、全麦面粉等富含食物纤维的食材。绿叶菜、豌豆、糙米、土豆等可以多吃。

治疗肝硬化的健康食物蔬果单

糙米、红米、小米、玉米、全麦面粉；莴苣、藕、香菇、胡萝卜、芹菜、苋菜、花菜、绿叶菜、豌豆、土豆；维C含量丰富的时令新鲜水果，如：红枣、李子。

禁忌食物

1. 禁止酒和刺激性食物。肝硬化患者应该避免摄入高脂肪、高胆固醇、高盐的食物。当出现肝昏迷时，应当禁食蛋白质。流质或半流质的食物可以多摄入，以减少肝脏负担。

2．应少吃产气的食物，比如韭菜，否则气逆入肝，会加重肝脏的负担。

3．不可吃全奶或是使用全奶制作的食物。含高脂肪的饼干、面包等精加工食物也应避免摄入。

肝硬化的喝汁辅助疗法：

1．麦草苹果汁，500 毫升，每天 7 次，两小时一次。

2．麦草菜汁，500 毫升，每天 7 次，两小时一次。

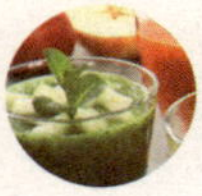

胆囊炎疾病的营养调养

胆囊炎一般分为急性胆囊炎和慢性胆囊炎两种。急性胆囊炎的发作很可怕，常表现为腹部绞痛，同时有恶心、呕吐、发热等症状。慢性胆囊炎除了炎症的反应外，还表现为胆囊壁增厚、纤维化和胆囊收缩，它发作时虽不同于急性胆囊炎的痛苦，但如果不及早治疗，仍会对正常生活造成不良影响。

产生胆囊炎的因素主要是胆汁淤积以及体内的代谢障碍。一般来讲，身强体壮的青年人患胆囊炎的概率比年纪大的中年人和老年人要低得多。临床研究表明，中年人，特别是肥胖的中年女性，胆囊炎的患病率最高。

胆囊的形状像梨，它是储存胆汁的脏器。当我们吃入食物后，胆囊收缩，胆汁通过胆道流入十二指肠，在这个过程中，脂肪被消化和吸收。当身体过于肥胖时，往往伴随着代谢功能紊乱，当神经分泌调节出现障碍的时候，胆汁就不能正常地流出工作，滞留在胆囊之中。当胆囊内的胆汁浓度升高时，其中的胆盐会刺激胆囊黏膜，最终发炎。

中年人工作压力大，生活不规律，神经、代谢往往有不同程度的紊乱，而发福的中年人，脂肪代谢率更不易平衡，胆囊炎发作的概率自然大大增加。在此基础上，中年妇女可能还面临内分泌失调，所以患病概率更高。

胆囊炎患者饮食需注意：

1. 能量的供给：需非常注意能量的适量供给，既要满足生理需要，又要防止能量过剩。肥胖者则需要限制能量摄入，要有针对性地减少体重。相反，对于较瘦者，则应当适量增加能量供应，增强体质。

2. 脂肪的摄入：应严格限制脂肪的摄入量。脂肪摄入过多会诱发胆囊疼痛，造成炎症加重。健康人每日摄入脂肪应占总能量的 10%。而脂肪的来源最好不要是动物性脂肪，应该多选用有助于胆汁排泄的植物性脂肪。

3. 禁止食用含胆固醇的食物：如猪、羊、牛、鸡、蛋类等，以减轻胆固醇代谢障碍，防止胆结石的形成。

4. 蛋白质要适量摄入：供给充足蛋白质补充体内的能量消耗，维持身体平衡，增强机体的免疫力。蛋白质对修复肝胆细胞损伤、恢复正常肝胆功能有利。每天可摄入 20 克左右的蛋白质，摄入量最多不应超过 40 克，因为过多的蛋白质摄入反而会增加胆汁分泌，影响病变组织恢复。优质植物蛋白为蛋白质来源的首选，大豆、芸豆、扁豆、赤豆、腰豆等都可以选取摄入。

5. 碳水化合物易于消化、吸收，患者主食应选糙米、全麦面粉等，摄入量为每天 300 ～ 350 克，如此可以补充身体所需能量。

6. 维生素 A 可以防止胆结石形成，帮助胆管上皮细胞保持完整性，帮助萎缩胆管修复和复原，大量补充对胆疾病恢复有利。维生素 B 群和维生素 C、E、含铁、钾、钙等食物也应充分供给。

7. 植物纤维能增加胆盐排泄，抑制胆固醇吸收，降低血脂，也可以使胆固醇代谢正常，减少胆结石的形成。纤维素不但对胆囊起作用，而且能刺激肠蠕动，有利于通便，防止胆囊炎发作。食物纤维高的食品如糙米、全麦面粉、蔬菜、水果等都是有利降低胆固醇作用的食物。

8. 多喝水可以稀释胆汁，促使胆汁排出，防止胆管疾病复发。每天饮用 2500 ～ 3000 毫升为宜。

胆囊炎患者饮食禁忌：

1. 含动物脂肪的食物如：猪、牛、羊、鸡、鸭、鹅、蛋等。

2. 刺激性食物如酒、咖啡、辣椒、芥末、胡椒等。

胆囊炎患者的喝汁辅助疗法：

1. 蔬菜柠檬汁：白菜汁 200 毫升、菠菜汁 200 毫升、柠檬汁 10 毫升，混合即可。

2. 苹果、姜、蜂蜜汁：苹果汁 250 毫升、姜汁 10 毫升、蜂蜜适量，混合即可。

3. 苹果、紫苏、柠檬汁：苹果汁 250 毫升、紫苏 10 毫升、柠檬一个，混合即可。

4. 苹果、梨、香蕉汁：苹果汁 150 毫升、梨汁 100 毫升、香蕉一根，混合即可。

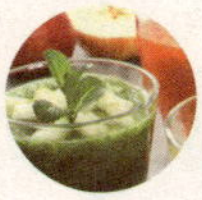

胰腺炎疾病的营养治疗

胰腺炎主要是由于胰腺因胰蛋白酶自身的消化作用不正常而引发的一种疾病。临床上一般表现为腹痛、腹胀、恶心呕吐、发热，胰腺水肿、充血、出血甚至是坏死。

胰腺炎分为急性和慢性两种。

大多数的急性胰腺炎患者会突然发病，发病时出现剧烈的腹痛。与胆囊炎等脏器炎症不同的是，胰腺炎发病时痛感会向肩背部放射，患者会觉得上腹部和腰背部有“束带感”。当腹痛极其剧烈时，还可能会有休克情况发生。且一发作一般的止痛方法无法止痛，患者痛苦不堪。

慢性胰腺炎往往没有明显的临床症状。90% 的慢性胰腺炎患者间隔几个月或是几年才会发作一次程度不同的腹痛。腹痛一般持续时间较长，同时伴有恶心呕吐症状。慢性胰腺炎患者常会感觉腹胀，当炎症发作时，每天大约会有 3 到 4 次的腹泻，排泄物往往量多、色泽比较淡，表面有光泽，有气泡，气味恶臭。患者往往身体消瘦，有气无力，看起来营养不良。

胰腺炎患者饮食需注意：

1. 在发作期可适当禁食，改食用苜蓿芽，每天三次，每次 250 克。吃苜蓿芽有利于病情缓解，当病情缓解后，可以吃一些含高碳水化合物、低脂肪的食物。

2. 脂肪的摄入：脂肪每日摄入量占摄入总能量的 10% 为宜，应尽量选用天然植物脂肪，如：果仁。

3. 蛋白质的摄入：每天摄入的蛋白质量应占摄入总能量的 10%，应尽量选用天然蛋白质，如：大豆、芸豆、扁豆、红豆等。

4. 每天摄入的碳水化合物应占摄入总能量的 80%，应尽量选用天然食物，如：糙米、红米、黑米、小米、全麦面粉、玉米粉等。

5. 应多吃维生素 B 群、维生素 A、维生素 C 含量高的食物，如：全粮、豆类、菠菜、苹果等。

胰腺炎患者的饮食禁忌：

1. 经常大鱼大肉会引起胰腺炎病症加重，不利于治疗。胰腺炎患者在日常生活中不能喝酒，更不能食用脂肪含量高的食物。

2. 胰腺炎患者应尽可能地少量多餐。一日三餐应注意食物的摄入量，切忌暴饮暴食。食物的搭配也应尽可能地做到合理，多吃素食，不吃肉类，更不能吃过饱。坚持下去，对身体健康会有好处。

3. 油炸的食物的口感特别，许多人都很喜欢。胰腺炎患者需注意，油炸食品最好能禁止食用，油炸食品对治疗没有半分好处，反而应当改吃清淡为主的食物。烹饪方式最好以蒸、炖为主，这样可以大大减轻胰腺的负担。

4. 辣椒、姜、蒜等辛辣食物是胰腺炎患者绝对不能吃的。这类刺激性食物会加重胰腺负担，破坏治疗效果。胰腺患者在饮食上，一定要忌辛辣。

PART

8

与呼吸系统疾病有关的营养调养

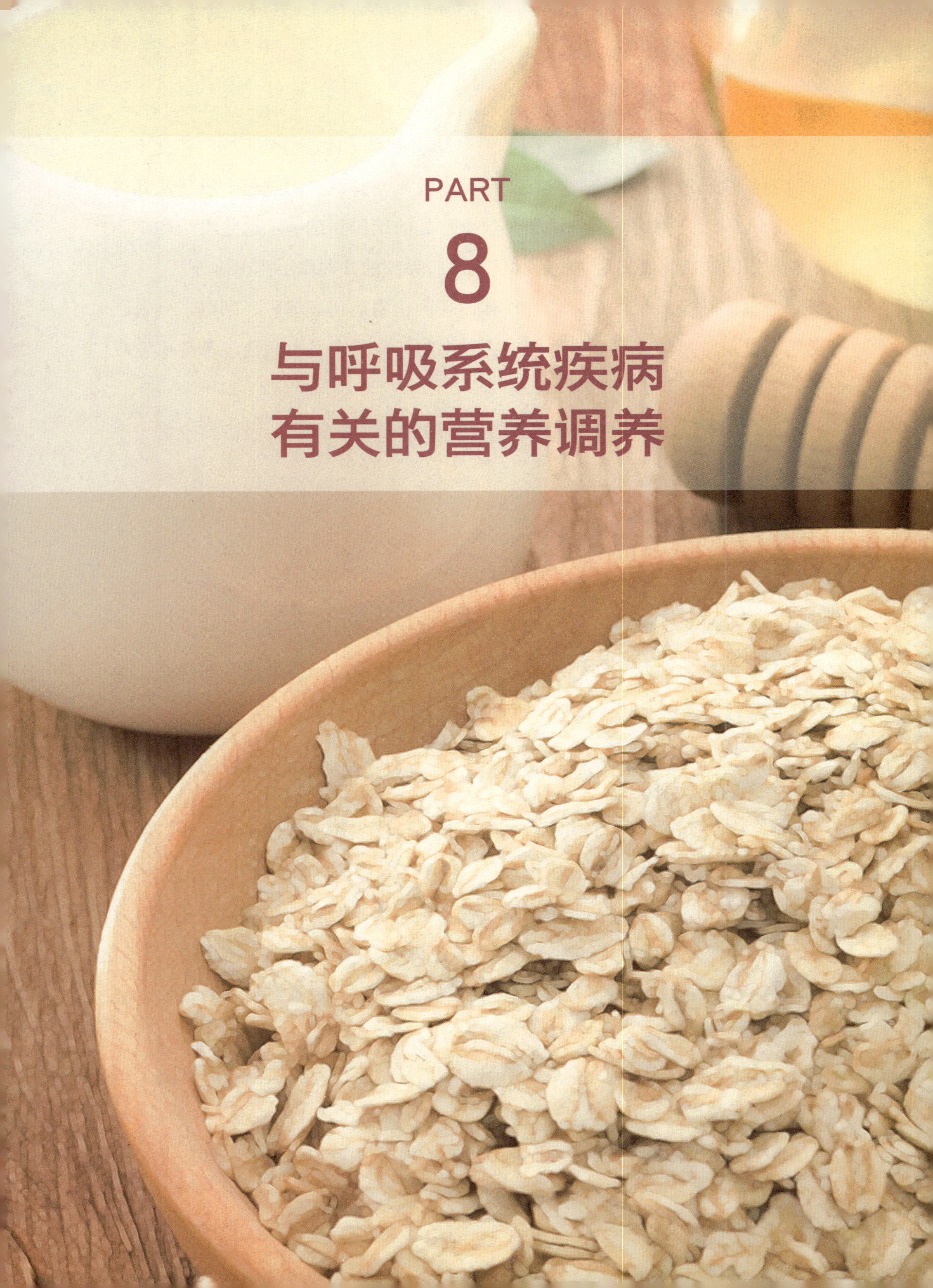

呼吸系统是人体最重要的系统之一，掌管着身体内部与外界的气体交换。吐故纳新是通过呼吸系统呼出二氧化碳，吸入新鲜氧气的过程。氧气从外界被吸入人体后，由循环系统输送至全身各处的组织和细胞。这些组织和细胞工作产生的二氧化碳又通过循环体统和呼吸系统的共同作用排出体外。

健康的呼吸系统维系体内外气体循环的正常运作。鼻腔、咽喉、气管、支气管以及肺，构成了呼吸系统，它们中的任何一个发生病变，都会引发呼吸系统的衰弱甚至是崩溃。

那么，一旦患上了呼吸系统疾病，该如何进行调养呢？

肺炎的营养调养

肺炎一般是由病菌引起，患者一般身体比较弱，抗病能力不强。日常生活中不爱惜身体的人当遇到雨淋、过于疲劳、流行性病毒来袭（如流感）时会比普通人更易由上呼吸道感染转至肺炎。

肺炎的病理表征：

1. 突然寒颤发病，患者感到很冷，但实际上发烧，身体高热，体温上升至 39℃～40℃，头痛、全身肌肉酸痛，吃不下，睡不好，整个人昏沉无力。

2. 肺炎的另一个显著特点是患者会咳嗽，喉咙有痰。患病初期往往为又痒又痛的干咳，随着症状的加强，逐渐咳出白色黏液痰或是带血丝痰。

3. 肺炎患者的侧胸部位大多会有剧烈的疼痛感，就像有针刺的感觉。当咳嗽或深呼吸加剧时，这种疼痛会放射到患者的肩部或是腹部。

4. 患肺炎后，由于肺部通气不足，患者往往会感觉呼吸困难、胸闷，其呼吸也呈现快而浅的特点。

5. 严重的肺炎感染者还可能出现神志不清、烦躁、昏昏欲睡、失去意识，甚至是出现生命危险等情况。

从中医理论来说，肺炎属于热病，消耗患者体内的正气，患者的消化功能会受到影响，从而大大降低其职能。在日常生活中应做到少吃辛辣食物，尽量不吃大鱼大肉等油腻食品。烟、酒等刺激性物品更是一点也不能碰。

患了肺炎的人还需要摄入充足的营养，特别是优质蛋白质，以维持营养素消耗。饮食也需要合理调配。要尽量提高抵抗力和免疫力，防止呼吸系统感染，防止病情转向恶化。

肺炎患者每天可吃糙米奶粥，具体做法是：糙米粉 100 克、生腰果 50 克，使用果汁机打成腰果奶，加蜂蜜适量做成粥。每天用餐 4 ～ 5 次。

身体所需的优质蛋白可以从大豆、芸豆、腰豆、扁豆等食物中获得。应多吃新鲜蔬菜、水果，以补充矿物质维生素。这样有助于缓解肺炎营养失调现象。

果汁、菜汁的饮用一般控制在每天 5 ～ 7 次，每次 500 毫升。

同时还应禁止食用肉类如：猪、牛、羊、鸡、鸭、鹅、蛋等。要尽可能地多吃具有清热、止咳和化痰作用的食物。

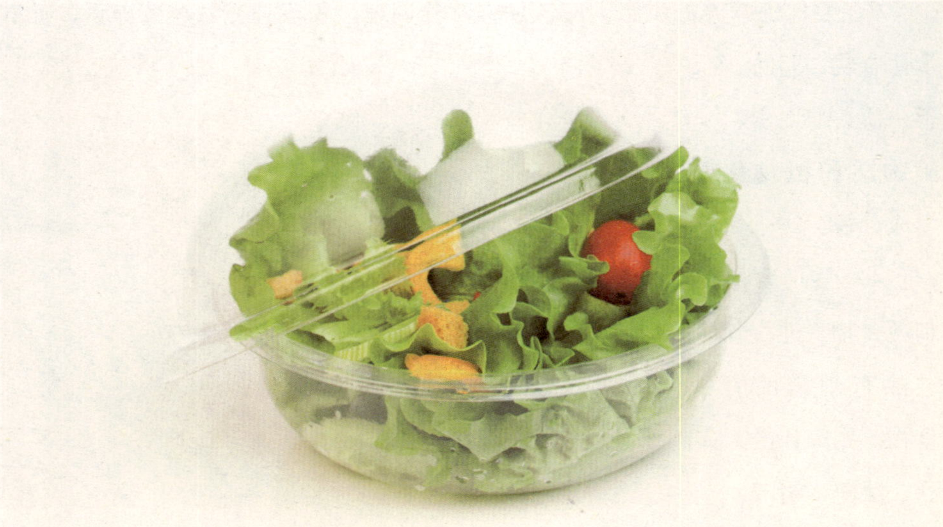

支气管炎的营养调养

支气管炎是一种由细菌或是病毒感染引起的流行性疾病。它是气管、支气管的黏膜及其周围组织的非特异性炎症。支气管炎的主要临床反应是咳嗽、咳痰，且反复发作。

外界气温的变化、空气中的粉尘、烟雾、刺激性气体都能引发支气管炎。

许多患有支气管炎的患者咽喉痛，声音嘶哑，胸骨会有轻微的摩擦痛感。慢性支气管炎表现为长期的咳嗽，早晚特别明显，也咳得格外重。冬季是支气管炎患者的难关，在这个季节此病高发，且反反复复，非常影响病人生活。

支气管炎饮食需注意：

1. 饮食结构需合理调整，应摄入足够的主食，如糙米、全麦面粉。优质蛋白质、大豆类也不可缺少。这些食物都有利于支气管的调理。

2. 需补充维生素，增强机体免疫功能，减轻呼吸系统感染概率，促进修复。要多吃新鲜蔬菜水果，多摄入维生素 A、维生素 C。

3. 要保证营养的供给。应该加强营养调理，积极补充各种营养素，如碳水化合物、脂肪、蛋白质、维生素、矿物质和植物化学成分等。

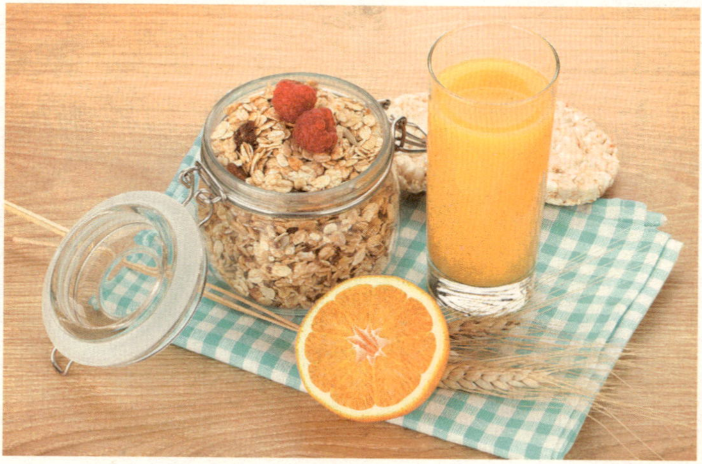

4. 禁止食用刺激食物。过冷、过热有刺激性的食物，如肉、蛋、酒、辣椒、胡椒、芥末等，这些在患病期间都不可食用。

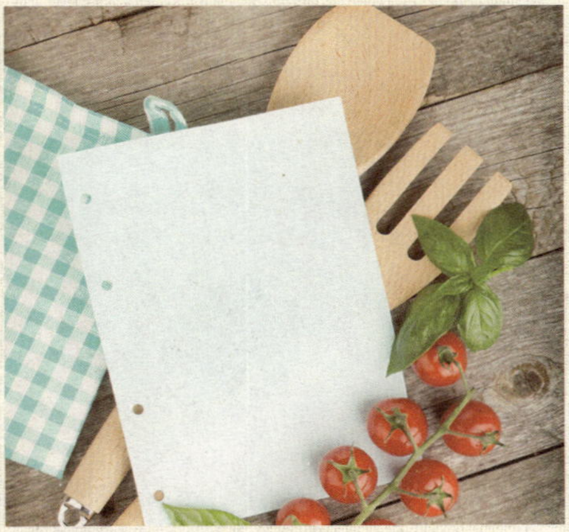

陈老师的健康食谱

玫瑰香料：

配料 玫瑰花粉 5 克、小茴香粉 15 克、月桂粉 5 克、啤酒酵母粉 25 克、八角粉 5 克。

菜味香：

配料 小茴香粉 35 克、白果粉 30 克、百里香粉 10 克、八角粉 10 克、山奈粉 10 克、草果粉 10 克、香叶粉 2 克（月桂）。

回味香：

配料 山奈粉 10 克、白果粉 27 克、小茴香粉 55 克、八角粉 10 克、苏子粉 35 克、香叶粉 2 克、豆粉 10 克。

咖喱粉：

配料 胡罗巴豆 20 克、香菜籽 10 克、小茴香 10 克、小豆蔻 10 克、姜黄 25 克、香叶粉 5 克、孜然 5 克。

蔬菜沙拉

番茄沙拉

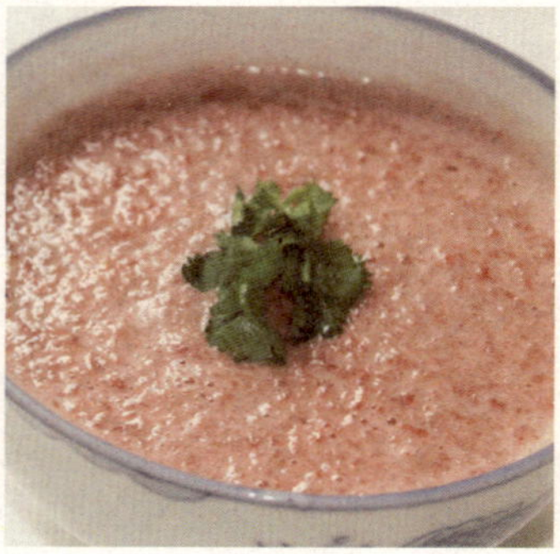

材料

番茄250克，大蒜5瓣，盐少许，洋葱半个，蜂蜜少许，柠檬汁少许。

做法

1. 将番茄在锅里煮熟去皮。
2. 将煮好的番茄加所有材料在果汁机中搅匀即可。做好的酱，可在冰箱中保存一周。

黄金蒜沙拉

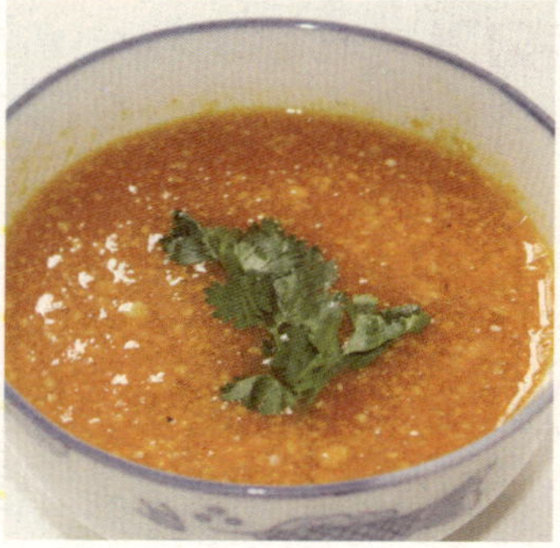

材料

A 腰果50克，玉米粉100克。

B 大蒜头5瓣，玫瑰香料3克，洋葱半个，盐少许。

做法

1. 将锅中放水，把玉米粉加水打成稀糊，等锅中水开后，倒进玉米糊，煮熟放凉。
2. 生腰果放在果汁机中加水，打成腰果糊再放进玉米糊和B料在果汁机中打匀即可。做好的酱，可在冰箱中保存一周。

黄瓜沙拉

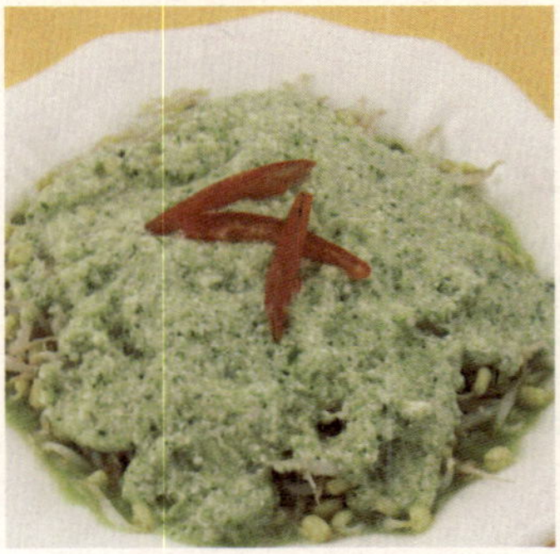

材料

小黄瓜 2 根，生腰果 10 克，柠檬汁少许，葱 1 根，洋葱半个。

做法

1. 将所有材料放入果汁机打匀，然后放进密封的罐中盖紧，可存放一周。
2. 洗净所要吃的生蔬菜，将沙拉淋即可。

豆腐沙拉

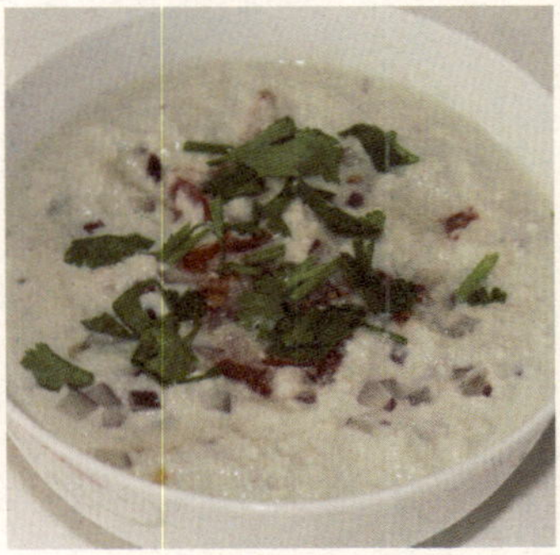

材料

豆腐 100 克，柠檬 20 克，蜂蜜 50 克，洋葱半个，大蒜 1 瓣，盐少许。

做法

将所有材料在搅汁机中搅拌均匀即可，可保存一周。

水果沙拉

凤梨沙拉

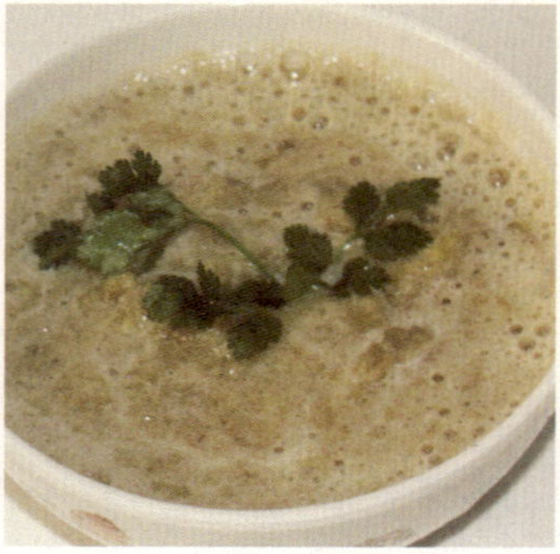

|材料|

凤梨一个，蜜枣50克。

|做法|

1. 将凤梨削皮切块，同蜜枣在果汁机中搅成糊状。
2. 把糊放进不粘锅中，用小火不停地搅动，以免糊锅。
3. 煮好的凤梨酱放凉后，放进瓶内于冰箱中保存，一般可以保存一周。

酱类

草莓酱

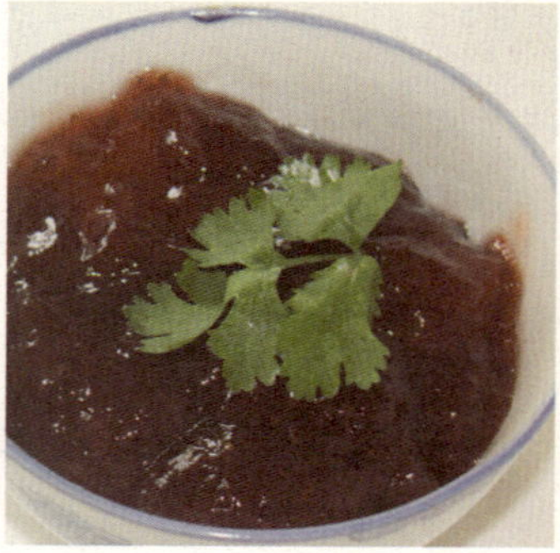

|材料|

草莓250克，蜜枣50克。

|做法|

1. 将草莓洗净，放锅中煮10分钟。
2. 把蜜枣加煮好的草莓一起在果汁机中打成酱，即可食用。

香蕉酱

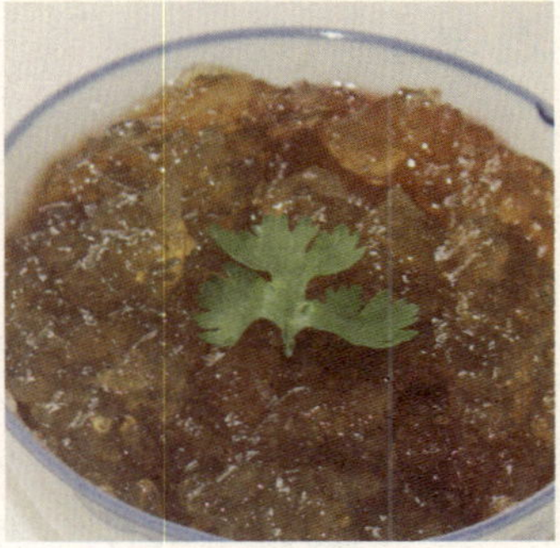

|材料|

香蕉 4 根，腰果 50 克，水适量。

|做法|

1. 腰果加水在果汁机中打成腰果奶，再加香蕉打成糊状。
2. 把打好的糊在不粘锅中煮开，再用小火煮 10 分钟。
3. 煮好的香蕉酱，可以保存一周。

杏仁酱

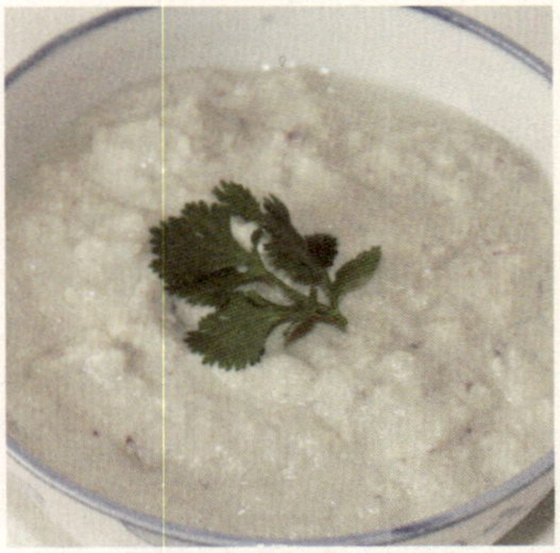

|材料|

杏仁 100 克，洋葱半个，蜂蜜 50 克，盐少许。

|做法|

将所有材料放入果汁机加水搅拌均匀，装入瓶里，可保存一周。

芝麻腰果奶

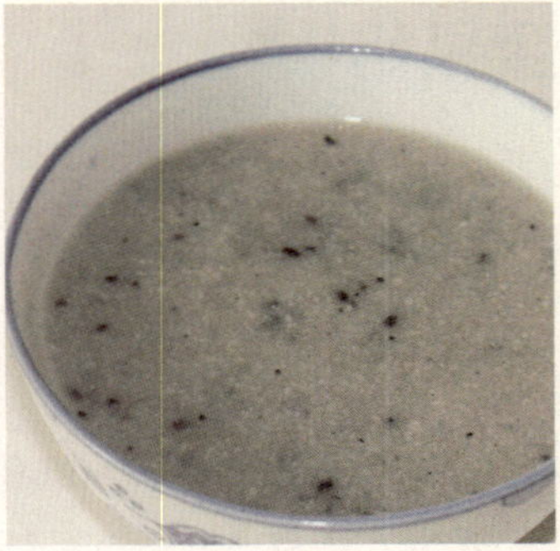

|材料|

生腰果 2/3 杯、水 4 杯、黑芝麻 1/8 杯、盐 1/4 茶匙、椰枣 6 粒。

|做法|

1. 黑芝麻洗净后炒香。洗净椰枣、腰果，一同放入搅拌机加 1.5 杯水，打至糊状加入盐。
2. 加入剩下的水。

芝麻酱

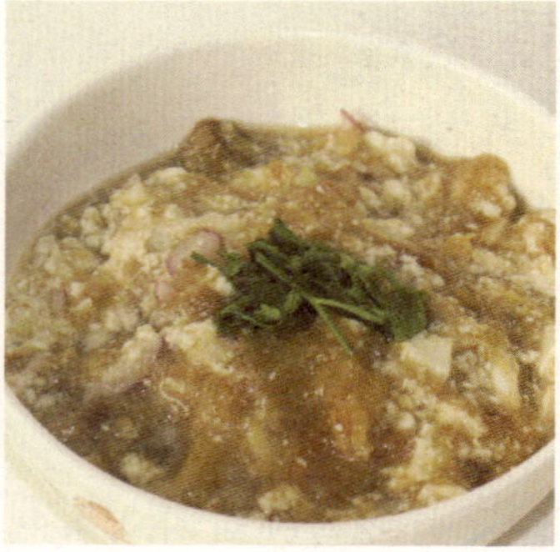

| 材料 |

白芝麻酱 2 汤匙 (或炒过的芝麻 1/4 杯）、蜂蜜 1 汤匙、柠檬汁 3 汤匙、豆腐 1/2 杯、蒜蓉 1/4 茶匙、水 1/4 杯。

| 做法 |

把材料放进搅拌机打匀。

蒜酱

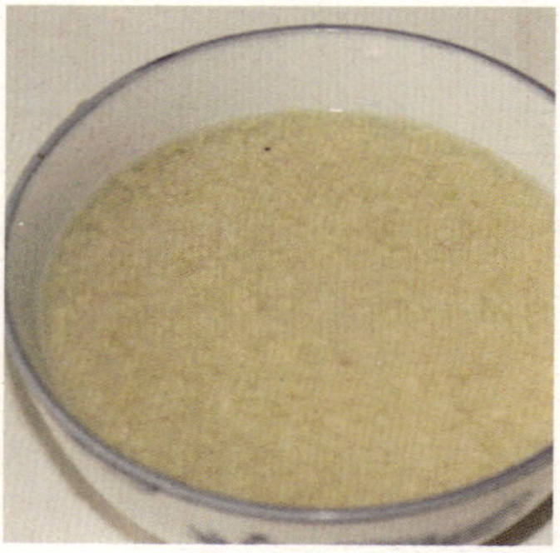

| 材料 |

蒜头 6 瓣、熟花生面 1.5 杯～ 2 杯、1/2 杯冷开水、盐 1/2 匙。

| 做法 |

将所有材料放入搅拌机打匀即可食用。

腰果奶

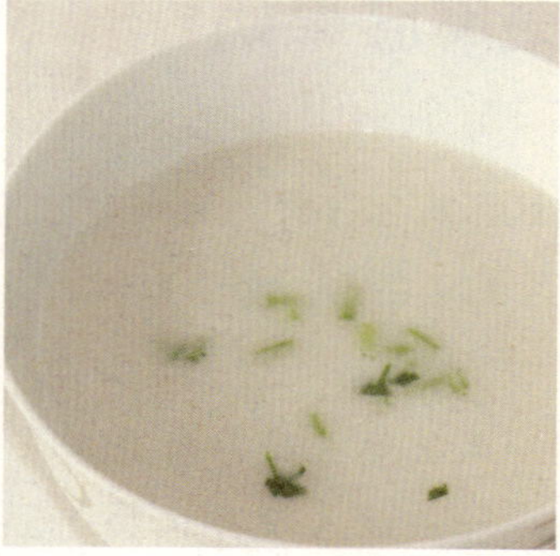

| 材料 |

生腰果 1 杯、蜜枣 1/3 杯、盐 1/3 匙、水 1.5-2 杯。

| 做法 |

1. 将所有材料一起倒入搅拌机搅拌。
2. 倒入不粘锅煮开即可。

番茄酱

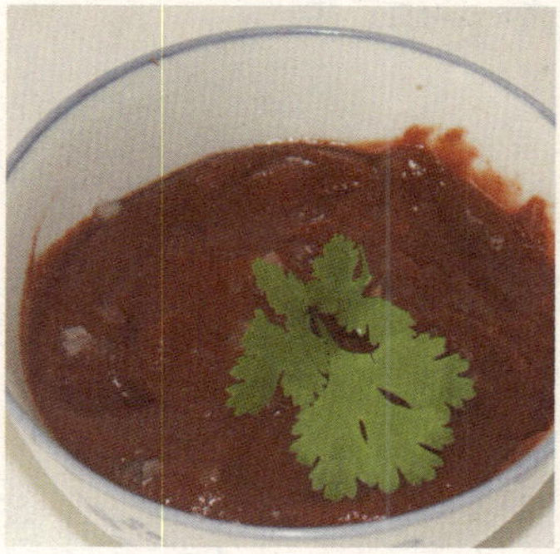

|材料|

A 番茄蓉1杯，蒜末1匙，洋葱1匙，盐1/3匙，薯粉（太白粉/淀粉）4匙。

B 柠檬2匙。

C 蜂蜜2匙。

|做法|

1. 将A料加入搅拌机里打均匀。
2. 将打好的酱料倒入不粘锅翻炒至温度达到40～50度，用文火煮。
3. 煮熟后倒入蜂蜜拌匀冷却即可。

核果仁酱

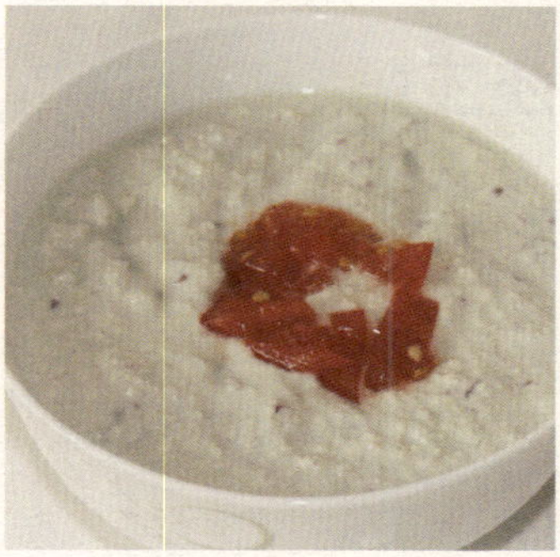

|材料|

杏仁1杯，腰果1杯，柠檬汁1汤勺，葡萄干1杯，橙汁1杯。

|做法|

1. 将杏仁及腰果放入烤箱烤熟。
2. 将烤熟的果仁放入搅拌器内打成酱，然后将其余材料加入，再次搅打即成。

蜜枣酱

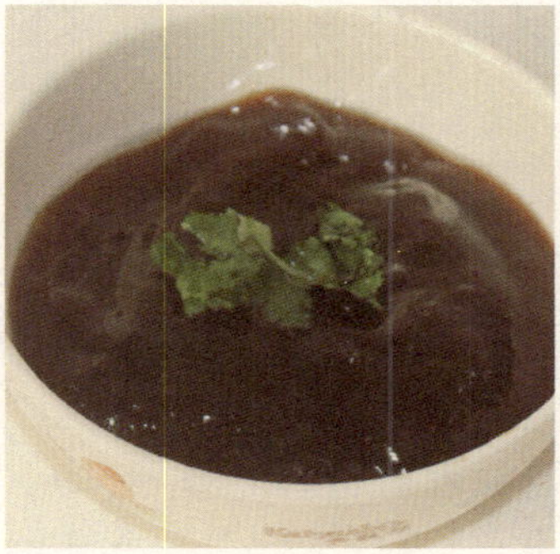

|材料|

蜜枣1杯，冷开水半杯。

|做法|

1. 去核泡开。
2. 搅拌机内放入泡开的蜜枣加水搅拌均匀后即可。

素鹅肝酱

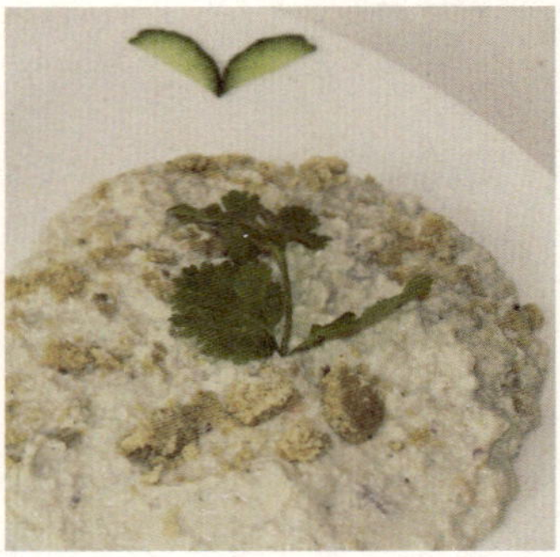

|材料|

A 蘑菇1罐（250克），水2汤匙，洋葱1个，盐少许，蒜1粒。

B 水2汤匙、烤过杏仁一杯（生杏仁放进170℃的烤箱约8分钟）。

|做法|

1. 蘑菇切片，洋葱切丁。
2. 用中火将A料煮至洋葱黄软或至水分收干。
3. B料放进磨碎机，磨成糊状，把煮好A料加进磨好的杏仁酱中，继续打至顺滑。

莎莎酱

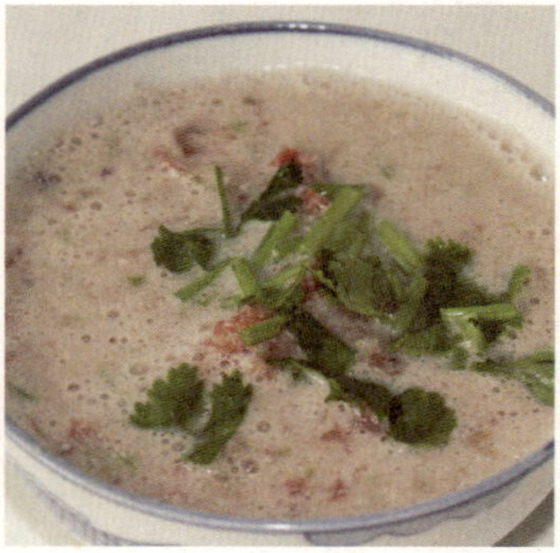

|材料|

番茄2杯，柠檬汁1汤匙，洋葱1/4杯，蒜头1粒，青椒1/4杯，新鲜香菜叶2汤匙，干香菜叶1汤匙，盐适量，番茄酱1杯。

|做法|

将以上材料放入搅拌器内略打，倒出，放入电冰箱冷藏数小时便成。

素高汤

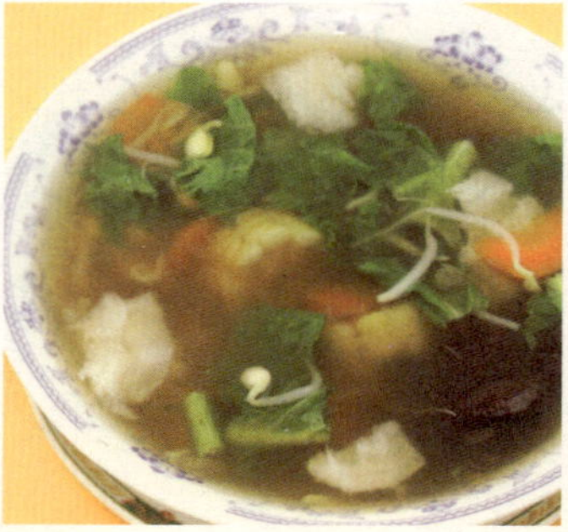

|材料|

香菇根10克，胡萝卜根10克，玉米棒100克，甘蔗节1节，生菜5棵，黄豆芽100克。

|做法|

将所有的材料洗净，切块。用24公分不锈钢锅，加半锅水，用大火把水煮开，把所有的材料倒入锅中煮，水开后用小火煮两小时即可。

饭食类

糙米饭

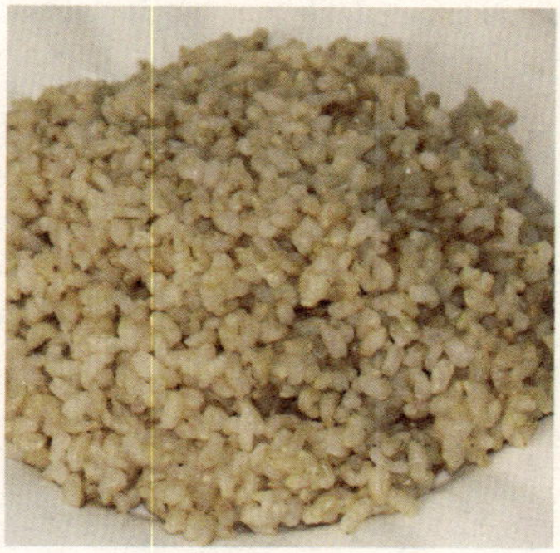

|材料|

糙米 1000 克，水 1000 毫升。

|做法|

1. 将糙米洗净泡 4 小时以上。
2. 泡好的米放进高压锅中，加水 1000 毫升，高压锅上气后，用小火煮 25 分钟。这样就成了香喷喷的糙米饭（要等到锅中的气冒完后才可以开盖）。

新疆手抓饭

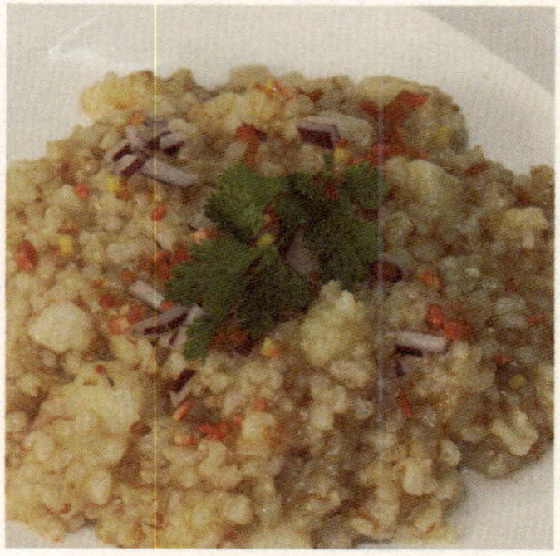

|材料|

A 糙米 1000 克，土豆 100 克，洋葱 100 克，胡萝卜 100 克。

B 盐少许，菜味香 2 克。

C 水 1200 毫升。

|做法|

1. 将糙米洗净泡 2 小时，洗净沥干，放入高压锅，锅中放水 1000 毫升，煮熟备用。土豆、洋葱、胡萝卜切丁。
2. 锅中加水 200 毫升，土豆，胡萝卜，洋葱在锅中翻炒，再把糙米饭铺在上面。盖好锅盖，用小火煮 20 分钟，就成了香喷喷的新疆手抓饭。

凤梨饭

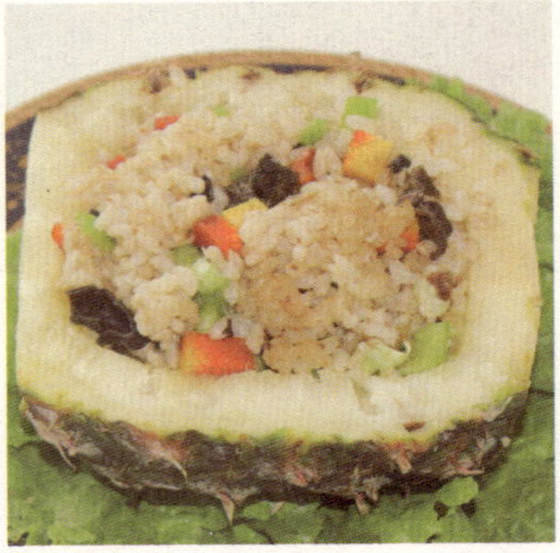

|材料|

A 糙米250克，香菇50克，青椒50克，素肉(蒸菜类有详述)50克，红椒5克，洋芹50克，洋葱50克，胡萝卜50克，凤梨两个。

B 咖喱粉5克，盐少许。

C 水350毫升。

|做法|

1. 将糙米洗净泡2小时，洗净沥干，放入高压锅，锅中放水250毫升，煮熟备用。
2. 将A料中香菇泡软切丁，素肉等全部切丁，把凤梨切成两半，挖空，把凤梨肉切丁，皮留下备用。
3. 锅中入100毫升水。倒入糙米饭加咖喱粉炒至金黄色，再把所切好的丁倒入，加盐炒匀，起锅。
4. 把炒好的饭入进凤梨皮中，放烤箱烘烤10分钟取出即可。

豆类

五香豆

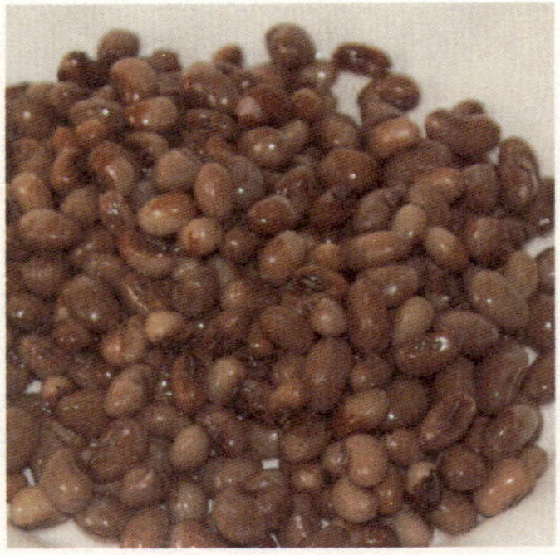

|材料|

A 黄豆1000克(任何其他豆类均可代替)。

B 小茴香10克，八角2克，草果一个，香叶一片。

C 盐3克。

|做法|

1. 将黄豆洗净，用凉水泡5小时以上。
2. 将B料用纱布包成小包。
3. 把泡好的黄豆倒进不锈钢锅里，使水高出黄豆1厘米，投入包好的调料和盐。用大火煮开锅，再用小火煮40分钟，煮软，拿出调料包(此包可用三四次)装盆即可(早餐用)。

墨西哥白腰豆

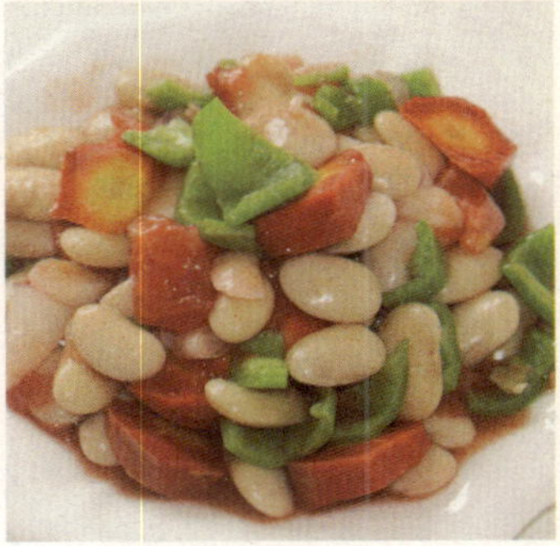

|材料|

A 白腰豆250克。

B 胡萝卜50克，洋葱50克，土豆50克，青椒50克，红椒50克，番茄50克。

|做法|

1. 将白腰豆洗净，泡发，煮成五香豆。
2. 将B料洗净切丁。
3. 把煮熟好的五香豆，倒入炒锅，加水煮5分钟，再将切好的丁倒入锅中同煮15分钟，煮出香味即可(午餐用)。

花豆

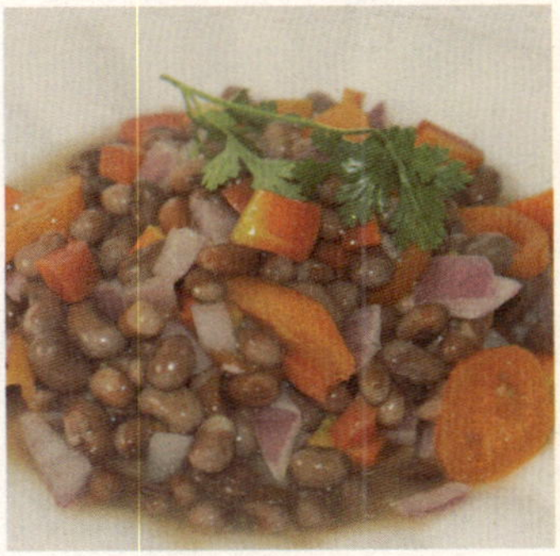

|材料|

A 花腰豆250克。

B 胡萝卜50克，洋葱50克，番茄50克。

|做法|

1. 将花腰豆洗净，泡发，煮成五香花腰豆。
2. 将B料切成块状。
3. 把煮好的五香花腰豆，倒入炒锅内，加入B料，同煮15分钟，煮出香味即可(午餐用)。

面食类

全麦馒头

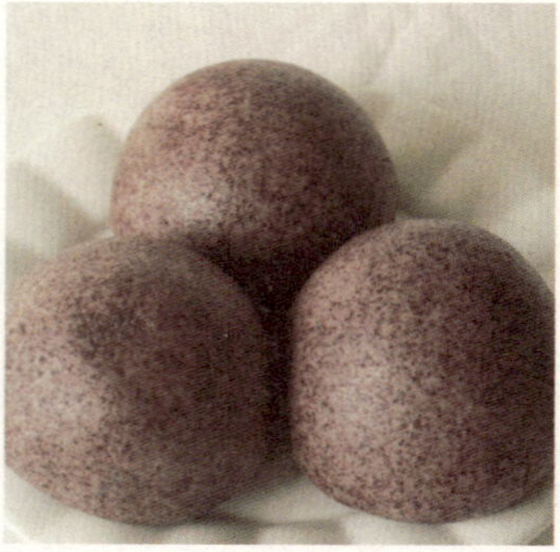

|材料|

全麦面粉 1000 克，干酵母粉 3 克，水 700 毫升。

|做法|

1. 将全麦面粉和酵粉拌匀，加水揉面(温水)。
2. 将揉好的面放 2 小时，把发好的面做成一个个小圆团(二次发酵)。放进蒸笼，用凉水蒸，水沸后算起，再蒸 30 分钟即可。

全麦包子

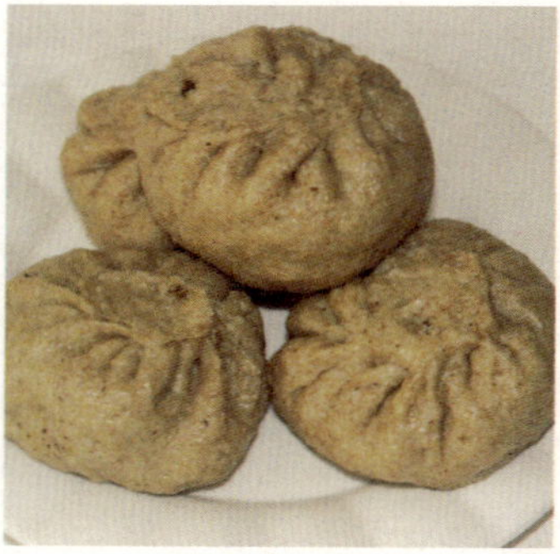

|材料|

A 全麦面粉 500 克，干酵母 1.5 克，水 500 毫升。

B 香菇 20 克，豆腐 250 克，胡萝卜 50 克，香葱 2 根。

C 盐少许，玫瑰香料 2 克。

|做法|

1. 用 A 料发面，参考全麦馒头制作。
2. B 料洗净，全部切成小丁。
3. 将切好的丁和 C 料拌匀，做成菜馅。
4. 把发好的面，搓成小团，擀成圆皮，包进拌好的馅。上笼用凉水蒸，水沸后算起，再蒸 20 分钟。

面筋

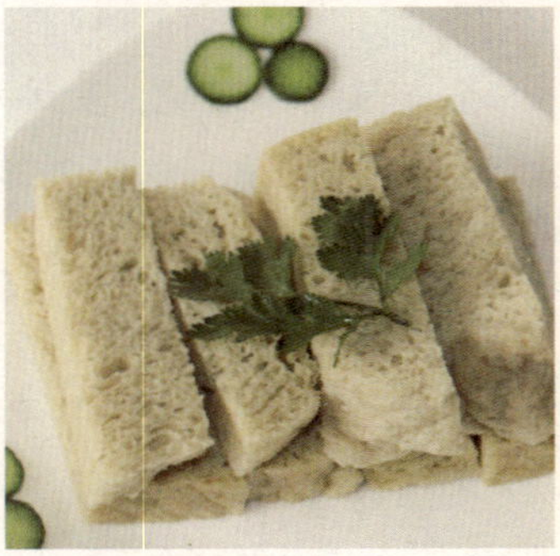

材料

精粉 1000 克，水约 10 升。

做法

1. 精粉放入面盆，用 150 克水拌匀，再揉成软面团。
2. 将面团放入盛满水的盆中，用手洗面团，直到洗出面筋为止。
3. 将洗好的生面筋，上笼蒸 20 分钟，取出放凉就成面筋。
4. 盆中的淀粉待沉淀后，可以用来蒸凉皮。

全麦面条

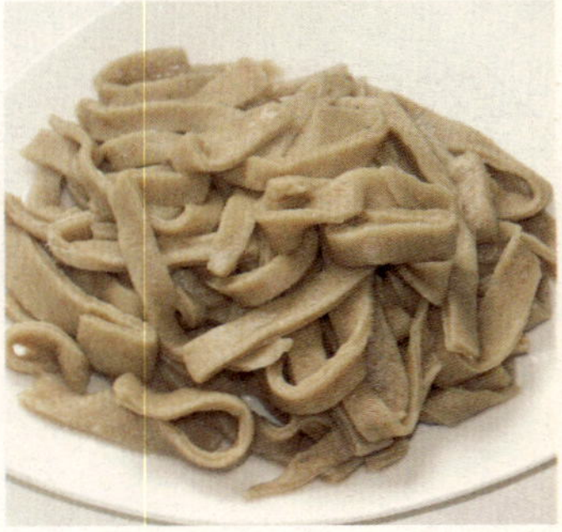

材料

全麦面粉 1000 克，水 500 毫升。

做法

1. 将全麦面粉放入盆中，慢慢加水，揉成面团。
2. 将揉好的面团，擀成薄面皮，将面皮折叠成 1.5 寸宽的长条，用刀切成细条即可。

全麦面包

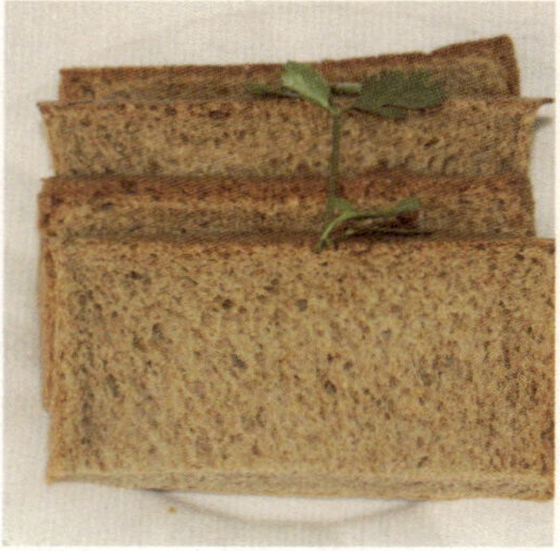

|材料|

A 全麦面粉500克，黄豆粉50克，盐1克。

B 生腰果50克，蜂蜜3匙，水400毫升，酵母粉2克，苹果1个。

|做法|

1. 将B料放进果汁机打成腰果奶，加入苹果在果汁机中打成酱，再加酵母溶解。
2. A料装在大盆中，用打好的酱揉成面团，发酵。
3. 发酵之后分成小团，揉成小圆团，放入不沾盘中，进行第二次发酵(20分钟)。
4. 烤箱预热10分钟，以上火200℃，下火180℃，烤30分钟，表面金黄色即可。

犹太面包

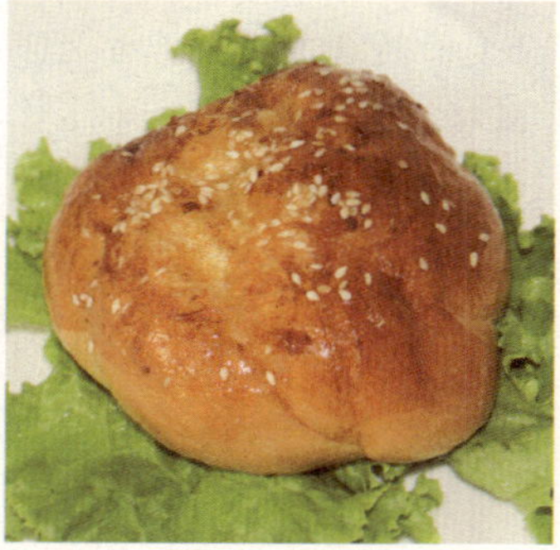

|材料|

A 全麦面粉1000克，酵母粉2克。

B 腰果90克，洋葱1个，盐少许，水600毫升。

|做法|

1. 全麦粉加酵母拌匀。
2. 将腰果加水打成汁，再加洋葱打成酱，用酱来发面，把揉好的面团，分成一个个小面团，把小面团再做成面包圈，发酵。
3. 将发好的面包圈，放进开水锅中煮2分钟拿出，放进烤盘用上、下火220℃，烤15分钟即可。

凤梨酥

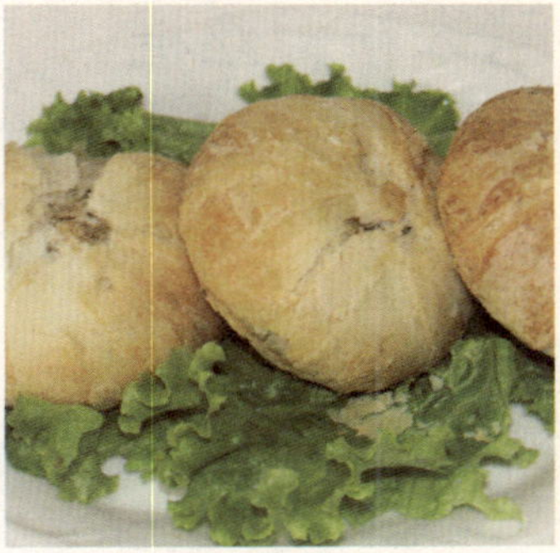

|材料|

A 全麦面粉 500 克，腰果 250 克，蜂蜜 165 克，酵母 2 克。

B 凤梨 1 个，花生 250 克。

|做法|

1. 把腰果打成奶，加蜂蜜一起搅拌，全麦粉把酵母粉拌匀，用腰果奶发面。
2. 凤梨切小丁，花生拍碎一起拌匀，做成内馅。
3. 把发好的面粉分成小面团包入适量内馅塑型，烤成金黄色，即可。

素汉堡饼

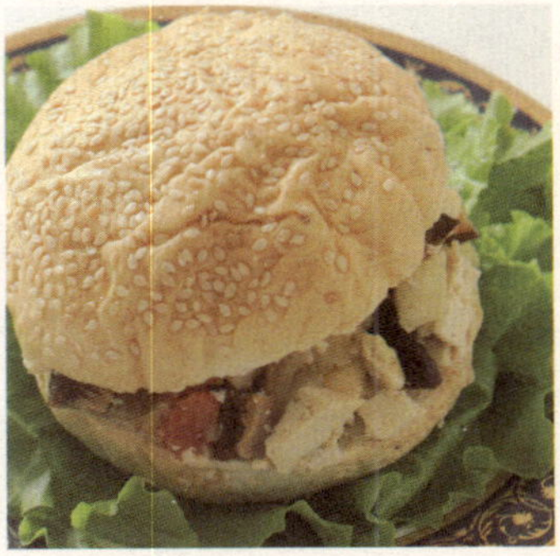

|材料|

燕麦片 2 杯，嫩豆腐 2 杯，洋葱 1 个，核桃 1 杯，花生 1 杯，香菇 100 克，盐少许。

|做法|

1. 将以上所有材料混合拌匀，作成一个个汉堡饼。
2. 将汉堡放入烤箱，用上、下火 220℃烤成金黄色，即可。

玉米粉藕丝糕

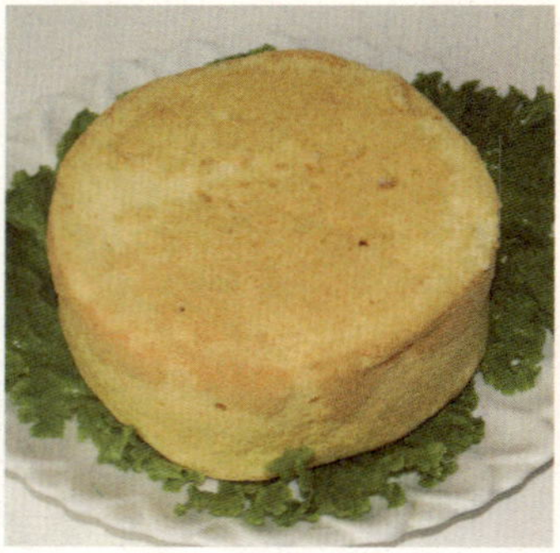

|材料|

玉米粉1000克，藕500克，蜂蜜150克，酵母粉10克。

|做法|

1. 将酵母用温水泡开，玉米粉用开水烫熟，放凉，放入酵母。
2. 将藕洗净削皮，切丝，掺入已发酵的玉米粉内，加蜂蜜，再次发酵，等发起时上笼蒸35分钟即可。

全麦面饺子

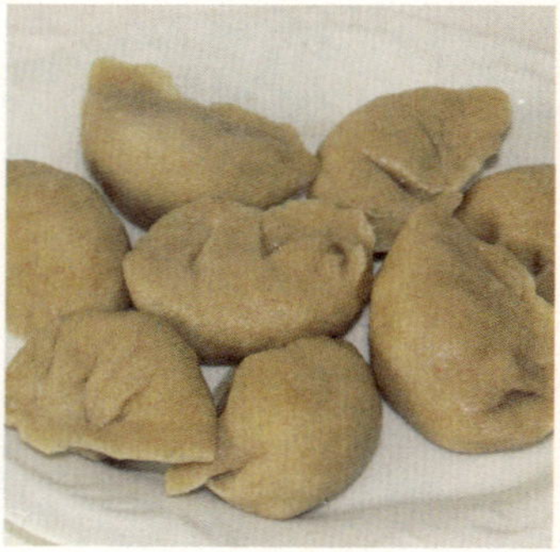

|材料|

A 全麦面粉500克，水200毫升。

B 香芹100克，香菇20克，豆腐50克，胡萝卜20克。

C 盐少许，玫瑰香料3克，花生粉10克。

|做法|

1. 将全麦面粉，慢慢加水(200毫升水)，揉成软面团备用。
2. 将B料洗净切丁，加入C料拌匀。
3. 把面团搓成长条，再切成小团，用面杖把小团擀成圆皮，再把拌好的菜馅包在饺子皮里即可。
4. 加大半锅水，水开后将水饺放进锅中，待锅开后，加入三次冷水，每次一汤勺，饺子就熟了。

黄米糕

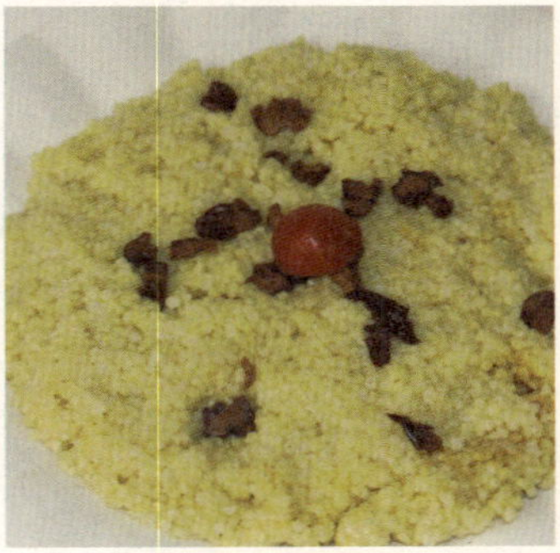

|材料|

黄米1000克，蜜枣100克，全麦面粉50克，干酵母粉2克，水1000毫升。

|做法|

1. 将黄米洗净，放入锅中，加水1000毫升煮熟并放凉。
2. 把放凉的黄米加全麦面粉、蜜枣、酵母粉揉匀，发酵半小时，装入烤盘，以上、下火200℃烤20分钟即可。

碗糕

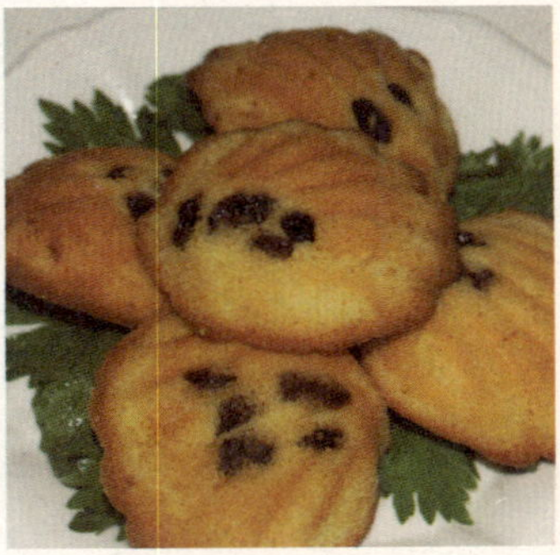

|材料|

玉米粉1000克，熟腰果50克，蜂蜜100克，酵母粉适量，水500毫升。

|做法|

1. 将玉米粉倒入盆内，用300毫升沸水焯一下，放凉，加酵母发酵。
2. 把熟腰果加水200毫升制成腰果奶，倒入玉米粉里加蜂蜜调成稠糊，再次发酵。
3. 在小碗内抹上一层薄薄的植物油，将玉米粉倒入小碗内上笼蒸即可。

以西结香饼

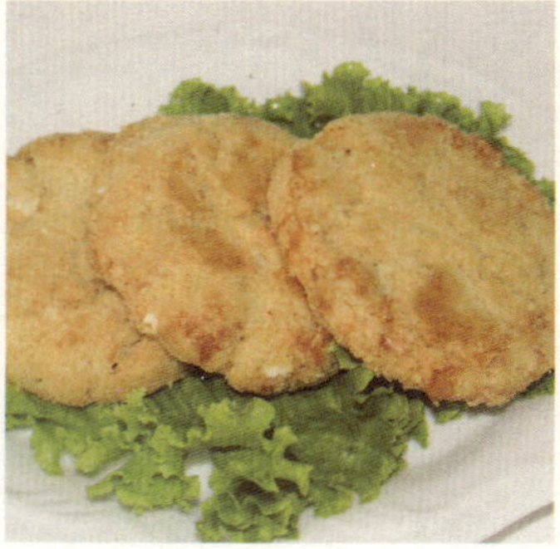

材料

A 玉米粉 100 克，全麦面粉 200 克，燕麦粉 100 克，黄豆粉 100 克，绿豆粉 100 克，大麦粉 100 克，小米粉 100 克。

B 腰果 50 克，蜂蜜 70 克，盐 1 克，干酵母粉 5 克，水 600 毫升。

做法

1. 将A料放一起拌匀，再加干酵母粉拌匀。
2. 将腰果加水 100 毫升和蜂蜜在果汁机中打成腰果奶。
3. 用腰果奶发面。
4. 将发好的面做成小饼，在不粘底平锅中烤熟即可。

红米香饼

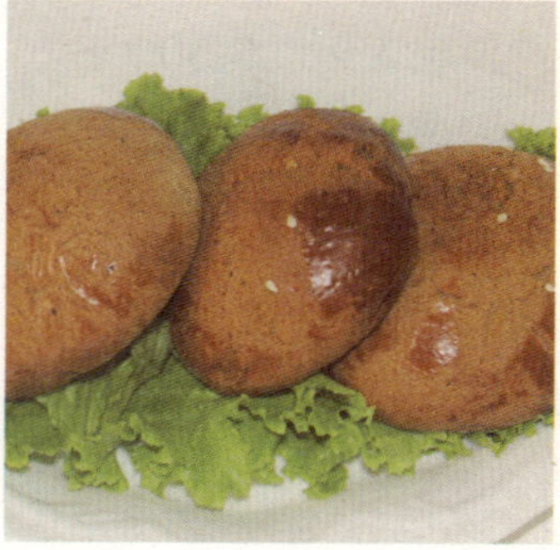

材料

A 红米 250 克，绿豆粉 250 克，全麦面粉 500 克。

B 腰果 100 克，蜂蜜 50 克，干酵母 2 克，水 800 毫升。

做法

1. 将红米洗净，泡四个小时，用果汁机加腰果搅拌成糊状。加绿豆粉、全麦面粉、干酵母发酵。
2. 把发好的面团加进蜂蜜，做成小圆饼放进烤箱用上、下火 250℃，烘烤 20 分钟即可。

全麦面凤梨酥饼

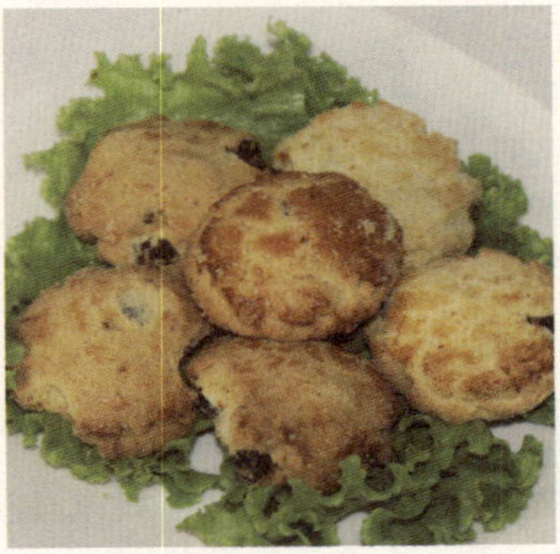

|材料|

A 饼皮料：全麦面粉500克，黄豆粉50克，花生粉50克，水400毫升。

B 馅料：凤梨2个，蜜枣50克，花生粉10克。

|做法|

1. 将A料混合，并搓成面团。
2. 将B料切丁拌匀。
3. 将面团切成小团，将每个小团擀成宽3厘米，长8厘米的长方片。
4. 然后把馅放在面皮上卷起来，切成一寸长的饼卷。
5. 以上、下火250℃烘烤20分钟。

兰州风味打卤面

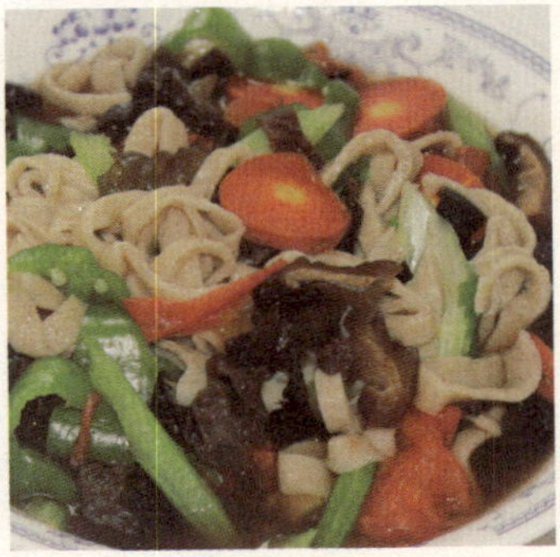

|材料|

A 全麦面条250克。

B 香菇2朵，木耳20克，西芹1根，番茄2个，青椒一个。

C 盐少许，玫瑰香料3克，芝麻酱1匙，香菜2根，淀粉10克。

D 水3200毫升。

|做法|

1. 将B料全部洗净，切丁备用。
2. 锅中加水200毫升，开后把切好的丁下到锅中炒熟，加盐与玫瑰香料，勾芡。
3. 将芝麻加玫瑰香料拌成可口的芝麻酱。
4. 锅中加水3000毫升下面，捞起煮熟的面，淋上芝麻拌面酱，撒上香菜，即可食用。

主食类

南瓜金栗糕

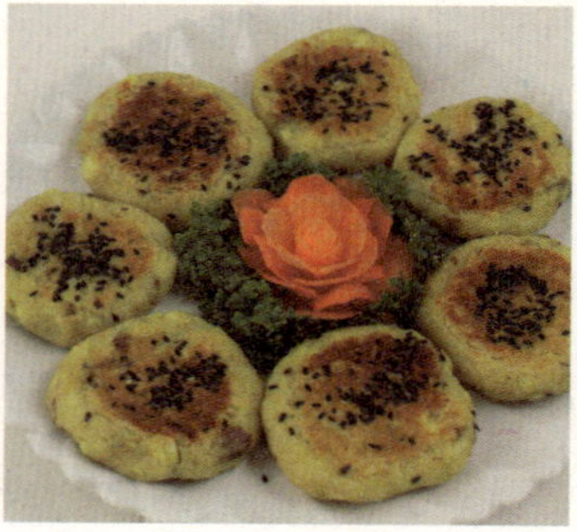

|材料|

南瓜（切丝）1杯，小米1/2杯，糙米粉1/2杯，木薯粉3汤匙，椰汁1/2杯，蜂蜜3汤匙，盐少许，腰果1/4杯，水$1_{1/4}$杯。

|做法|

1. 先用搅拌机把腰果与少许水搅拌至糊状。
2. 加入糙米粉、木薯条与水拌匀。
3. 加入余下材料，混和拌匀。
4. 将麦糊倒入盘中蒸约20分钟，冷却后即可切片食用。

大锅贴

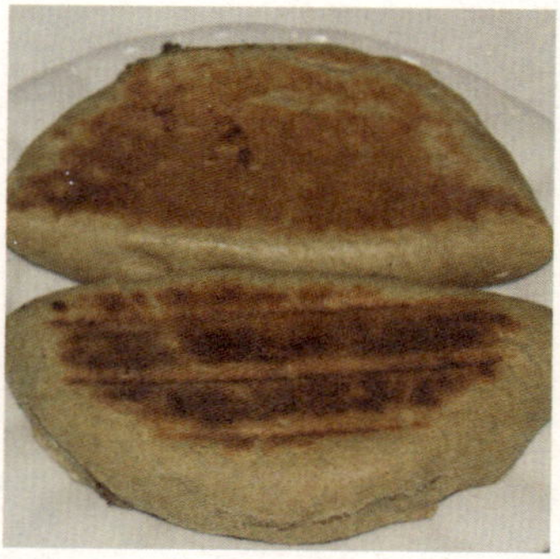

|材料|

水饺皮（麦粉制成的）200克，盐1茶匙，洋葱碎1/2杯，鲜草菇碎1/2杯，冬菇碎1/2杯，粟粉1/2汤匙，红萝卜碎1/2杯，水2汤匙。

|做法|

用水饺皮包馅包成大锅贴形。烧热平底锅，将锅贴一片片摆上，稍热，至平底面呈金黄色时，下半碗水，加盖关小火约三分钟，水干，盛起可趁热吃。

蒸栗米面包

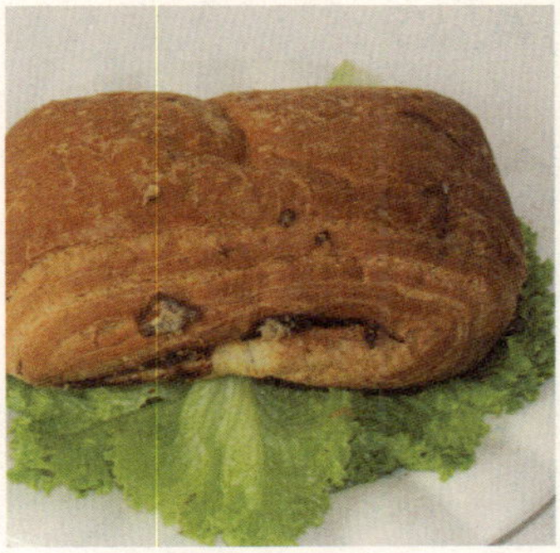

|材料|

小米粉3/4杯，蜂蜜1汤匙，葡萄干1/3杯，全麦粉1/4杯，干酵母1汤匙，温水1杯。

|做法|

1. 用半杯水溶干酵母。
2. 用其余半杯水溶蜂蜜。
3. 用一个盘将1及2混和。
4. 将其余材料加入拌匀，然后放在室内较暖的地方待发至两倍。
5. 然后用水蒸20分钟，或直至蒸熟，即成。

粥类

八宝粥

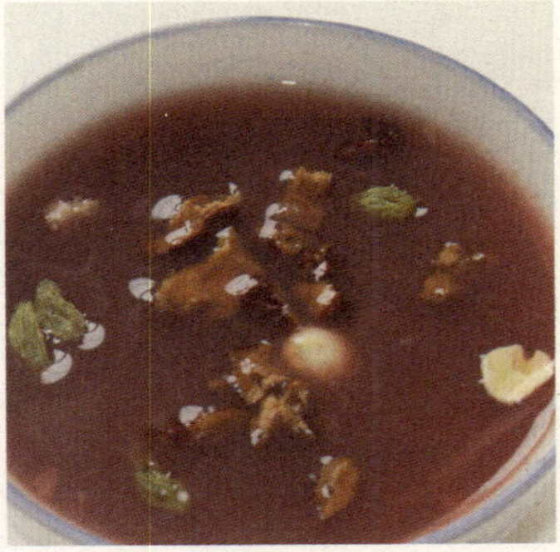

|材料|

糙米100克，绿豆30克，红豆30克，红枣30克，蕨麻30克，豌豆20克，枸杞子15克，葡萄干20克，水2升。

|做法|

1. 将所有材料（枸杞、葡萄干除外），倒入高压锅中加水煮30分钟。
2. 煮熟的粥里加枸杞、葡萄干再煮10分钟即可食用。

南瓜粥

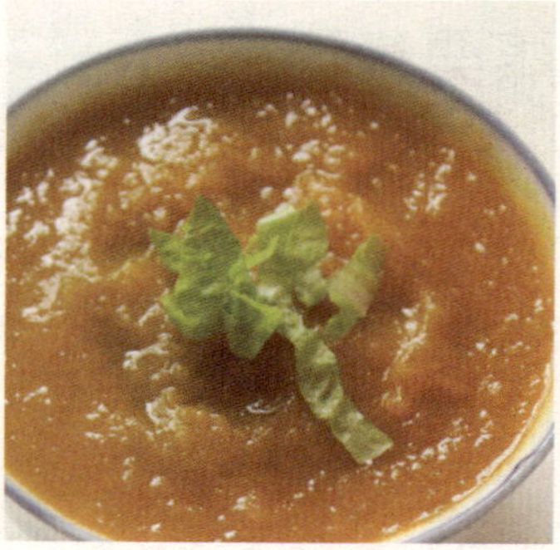

| 材料 |

南瓜 1 个，水 2 升。

| 做法 |

1. 将南瓜洗净切块。
2. 锅中加水，放入南瓜煮 30 分钟，改用小火煮 30 分钟，就成香甜可口的浓南瓜粥了。

南瓜麦片粥

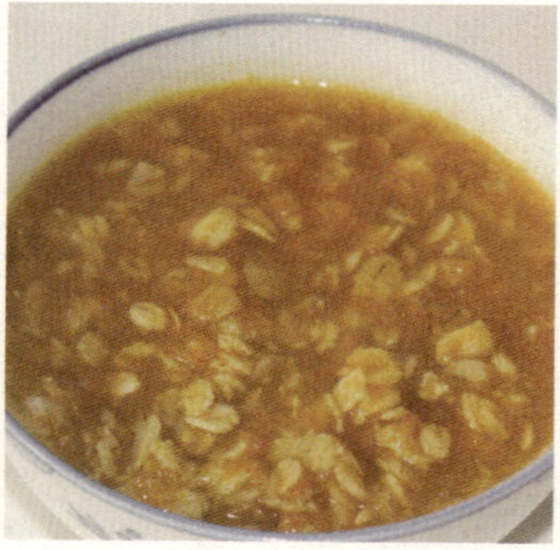

| 材料 |

南瓜 300 克，燕麦片 100 克。

| 做法 |

将南瓜洗净去皮切丁，加水，煮半熟，加燕麦片搅匀，再用小火煮 30 分钟。

小麦浓粥

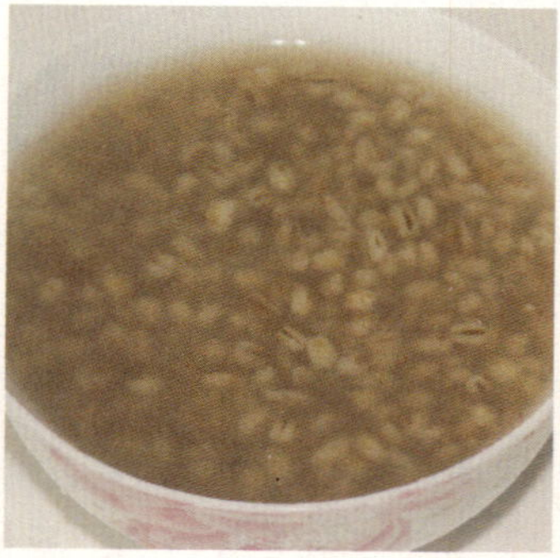

| 材料 |

小麦 250 克。

| 做法 |

将小麦洗净加水煮开，关火。次日再开火煮开，然后用文火煮 30 分钟，就煮成了可口的小麦粥了。

炒菜类

三花斗艳

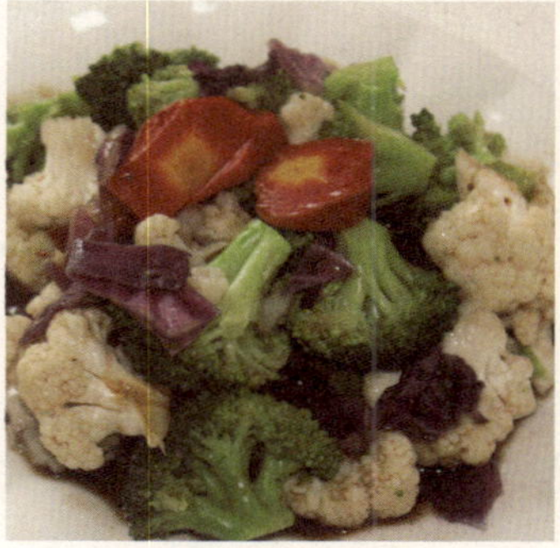

|材料|

A 西兰花 100 克，白菜花 100 克，紫甘蓝(可用胡萝卜)100 克。

B 水 100 毫升，盐少许，菜味香 3 克，蒜 5 瓣，淀粉 10 克。

|做法|

1. 将三种花菜洗净，切块，用沸水焯一下捞起，再在凉水中过一下，沥干备用。
2. 锅中加水 100 毫升，放进 A 料炒，加 B 料用文火煮 5 分钟，勾芡即可出锅。

凤梨木耳

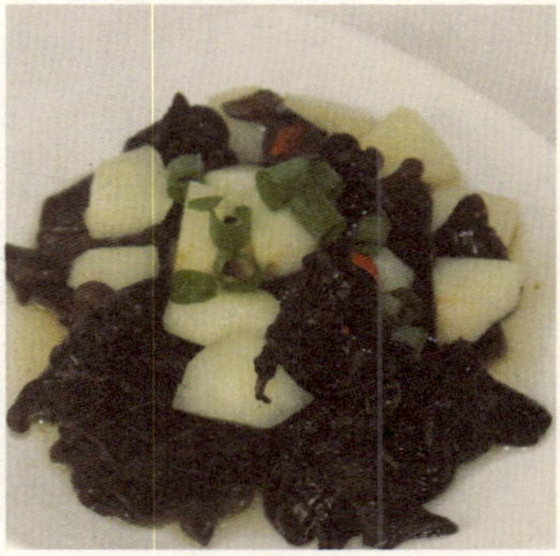

|材料|

A 凤梨一个，木耳 50 克，枸杞 2 克。

B 盐少许，水 100 毫升，淀粉 10 克。

|做法|

1. 将凤梨去皮切片；木耳洗净撕片；枸杞洗净备用。
2. 锅中加水 100 毫升炒木耳，再放凤梨同炒，用小火烧出味，最后起锅时加枸杞，勾芡即可。

素肉松

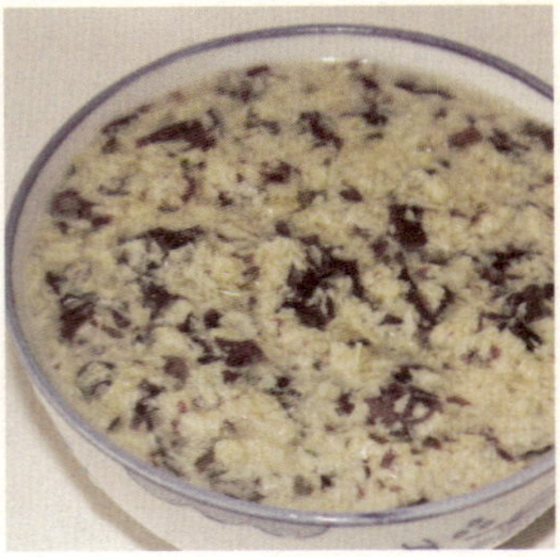

|材料|

腐竹皮，紫菜（1 ∶ 1）。

|做法|

分别把腐竹皮、紫菜烤松脆放入搅拌机打碎即可。

竹腐蓉卷

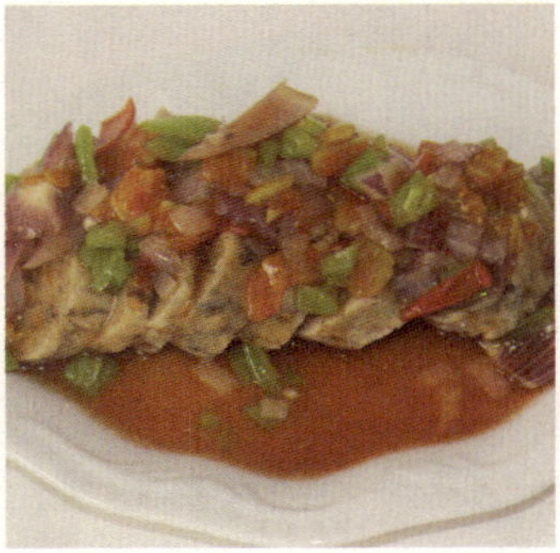

|材料|

鲜腐皮 2 张，嫩豆腐（弄碎）1/2 杯，盐 1/4 茶匙，麦片 1/4 杯，番茄酱，洋葱（切碎）1/2 个冬菇（切碎）2 汤匙，青椒（切碎）1/2 个，金针菇（切碎）2 汤匙，甘笋（切碎）2 汤匙，马蹄（切碎）2 汤匙，西芹（切碎）2 汤匙，盐 1/3 茶匙。

|做法|

1. 除鲜腐皮外，其余材料与调味拌匀。
2. 每块腐皮放入适量材料 1 后卷起，蒸熟后切片。
3. 煮茄酱方法：用少许把洋葱略煮，加入青椒、番茄，煮滚后下茄酱及盐，煮成番茄酱，淋于卷旁。

三片花

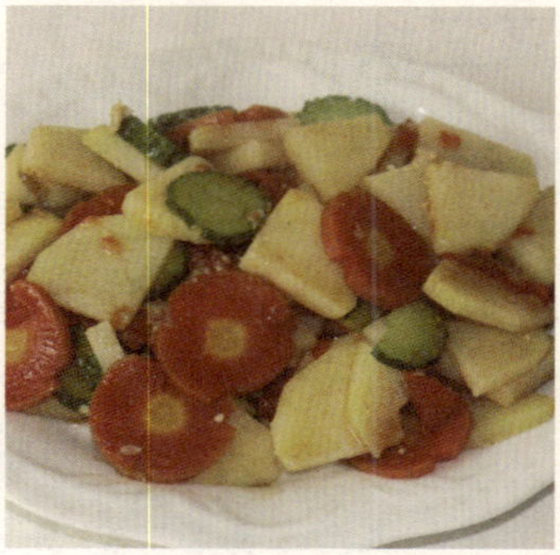

|材料|

土豆，胡萝卜，黄瓜（2：2：1），腰果面（2匙），蒜末（1匙），番茄酱（1杯）。

|做法|

1. 把材料用三角刀剔出细条，切成花状分别放入三个盘里。
2. 锅加热倒入一勺水，放入腰果面翻炒直到煮开翻腾。
3. 倒入土豆翻炒15分钟。
4. 倒入胡萝卜翻炒直到土豆熟。
5. 倒入黄瓜和蒜末拌匀后关火出锅，拌上番茄酱即可。

酸溜洋葱

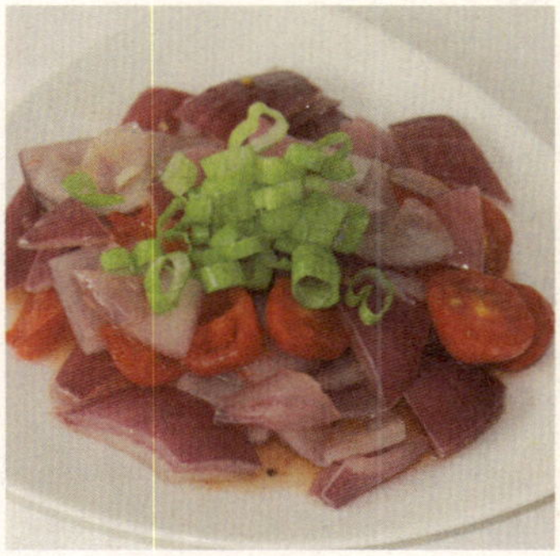

|材料|

A 洋葱，番茄（3：2）。

B 小葱。

|做法|

1. 洋葱横切丝、番茄横切片。
2. 将水一勺倒入锅加热，加入洋葱丝翻炒五分钟，倒入番茄继续翻炒，直至洋葱由白色变成红色，关火出锅，撒上葱末即可。

真三块

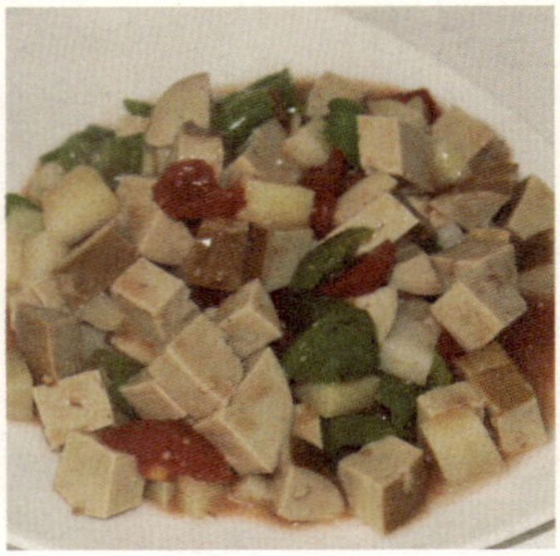

| 材料 |

胡萝卜，土豆，芋头（1∶1∶1）番茄丁，腰果粉，蒜末。

| 做法 |

1. 将胡萝卜、土豆、芋头切成丁状。
2. 锅加热倒入番茄丁翻炒使它充分化开。
3. 土豆、芋头倒入锅继续翻炒至半熟，倒入胡萝卜炒一下，加一些水，盖锅煮 2 ～ 5 分钟。
4. 以上炒出香味，关火出锅即可。

金针芹

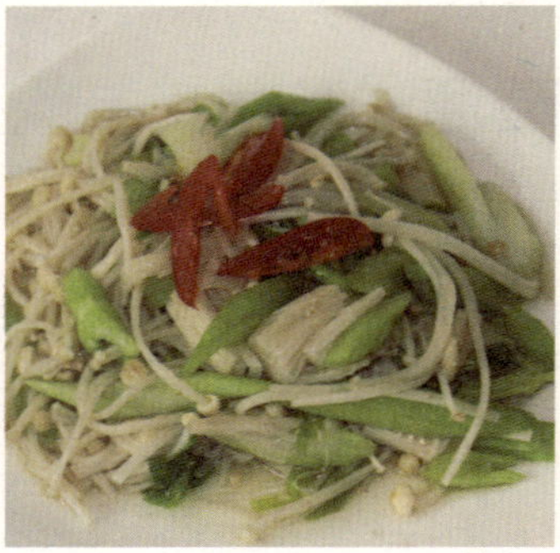

| 材料 |

金针菇，小香芹（1∶5）。

| 做法 |

1. 一勺水煮开，（大火）倒入金针菇翻炒，炒至变软出水。
2. 倒入小香芹继续炒熟即可出锅。

黑白绿

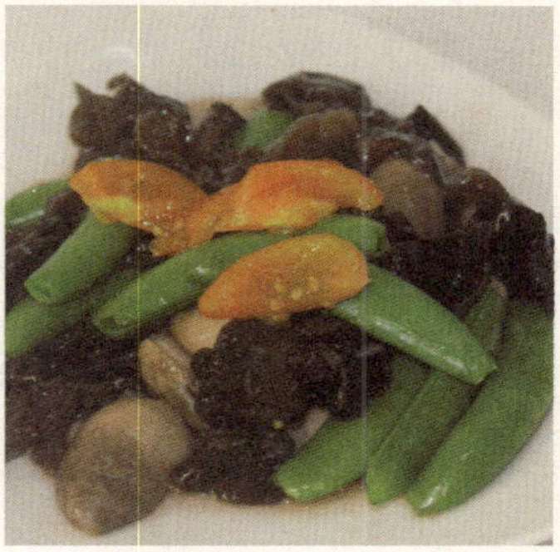

|材料|

木耳，蘑菇，甜豆夹（1：2：3）蒜末，花生粉（少量）。

|做法|

1. 一勺水煮开加花生末煮化，倒入木耳炒2～3分钟，加入蘑菇再炒至蘑菇软出汁。
2. 倒入甜豆荚翻炒至豆荚转透绿。
3. 最后加蒜末炒出香味即可。

洋葱板栗

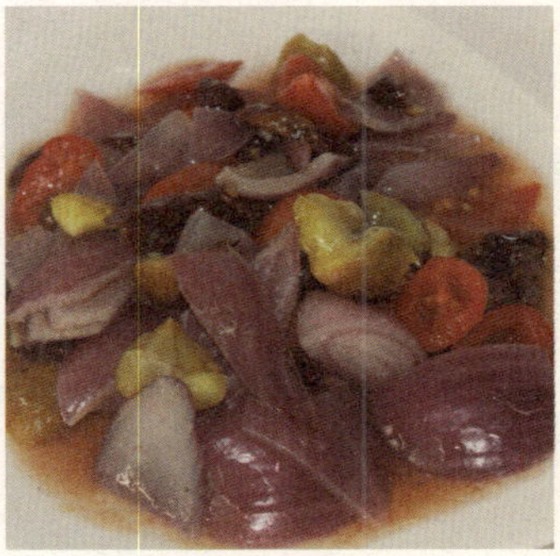

|材料|

洋葱，板栗，红枣，香蕉，番茄（3：2：1：1：1）。

|做法|

1. 一勺水煮开，倒入板栗红枣煮熟注意适量加水。
2. 加入洋葱炒至洋葱去辣味出锅。
3. 香蕉切片倒入出锅的材料拌匀即可。

栗子炆豆腐

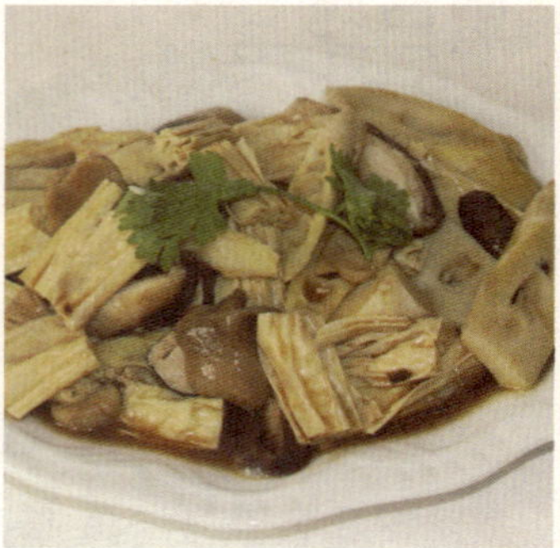

| 材料 |

栗子 $1^{1/2}$ 杯，芫荽 1/3 杯，豆腐干 1 件，甘笋 $1^{1/2}$ 杯，盐少许，水约 3 杯，青豆 1/3 杯，蜂蜜 3 汤匙，茄子 1 条，栗粉（2 茶匙及少许水）。

| 做法 |

1. 栗子、甘笋同放进煲内，加入清水煮至栗子熟透。
2. 加入茄子，略煮。
3. 把青豆、豆腐干及调味加进，然后煮成汁状，洒上香菜即成。

三鲜腐竹

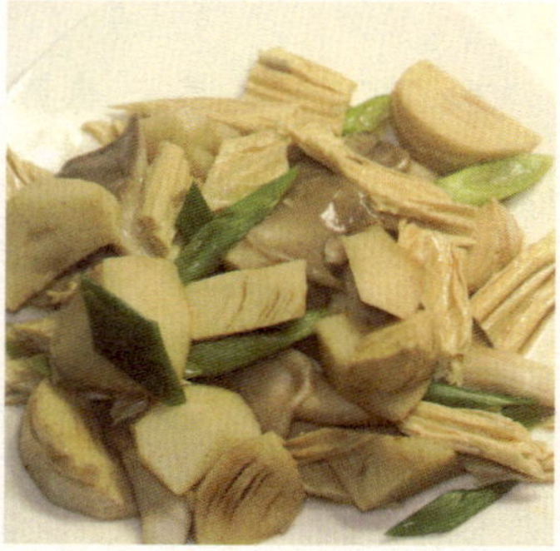

| 材料 |

春（冬）笋，蘑菇，香菇，腐竹，青蒜，腰果粉。

| 做法 |

1. 将以上材料分别切片装盘。
2. 一勺水煮开，倒入腰果粉炒至化开。倒入笋煮 5 分钟（加一定量的水，不可糊锅）。
3. 蘑菇、香菇加入继续翻炒，盖锅煮至出汁。
4. 将泡好的腐竹加入炒 3 ～ 5 分钟后加青蒜翻炒出香味关火即可出锅。

红烧冬瓜

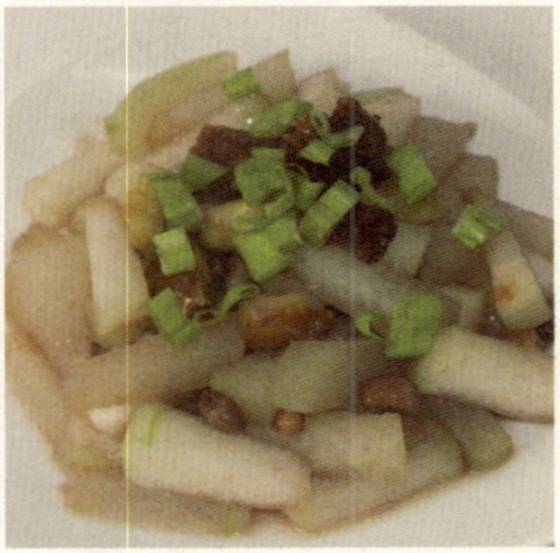

材料

冬瓜，红豆，蜜枣，板栗，小葱。

做法

1. 将红豆、红枣、蜜枣放入高压锅煮熟烂。
2. 将冬瓜、板栗放在炒锅炒至冬瓜出水，盖锅煮烂。
3. 将作法①倒入作法②翻炒匀后关火出锅，撒上小葱即可。

素鸡

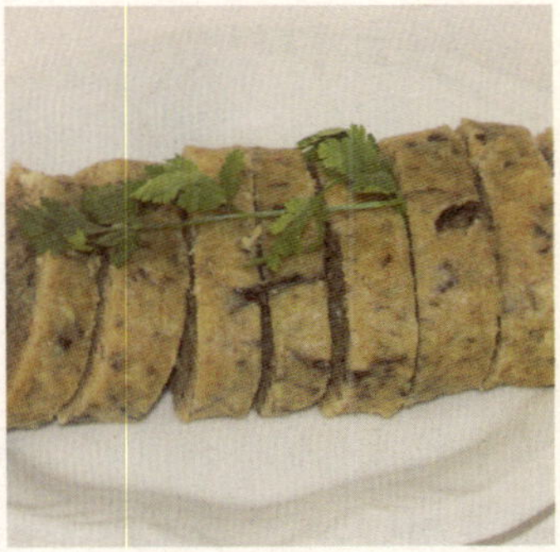

材料

腐竹皮，蜂蜜，少量的盐，水，芝麻面，香菇，紫菜，蒜末。

做法

1. 将水、蜂蜜及盐放入锅里煮，加入腐竹皮继续煮，偶尔翻动使腐竹皮能充分吸收汤汁，加入芝麻面、蒜末、剁碎的紫菜拌匀。
2. 铺上保鲜膜，将准备好的纱布再铺在保鲜膜上，倒入以上的材料卷好，用线扎起来，上屉蒸一小时后取出冷却。（最好放到冰箱里）
3. 拆开切片即可食用。

金菇海带拌双丝

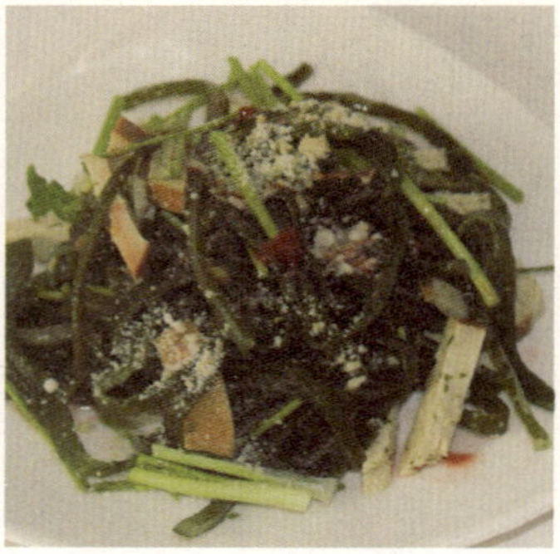

| 材料 |

海带1/2杯，西芹（切丝）2条，柠檬汁1又1/2汤勺，甘笋（切丝）1/2杯，盐少许，自制素鸡（切丝）1/2杯，炒熟芝麻1茶匙。

| 做法 |

1. 用冷水把海带浸软，切丝后沸水或用上汤煮软带用。
2. 金针菇切去尾段，洗净。
3. 西芹、甘笋及金针菇蒸熟。
4. 把海带、金针菇、西芹、甘笋及素鸡置于大碗内，加入调味拌均，上碟，洒上芝麻。

蘑菇烩翡翠

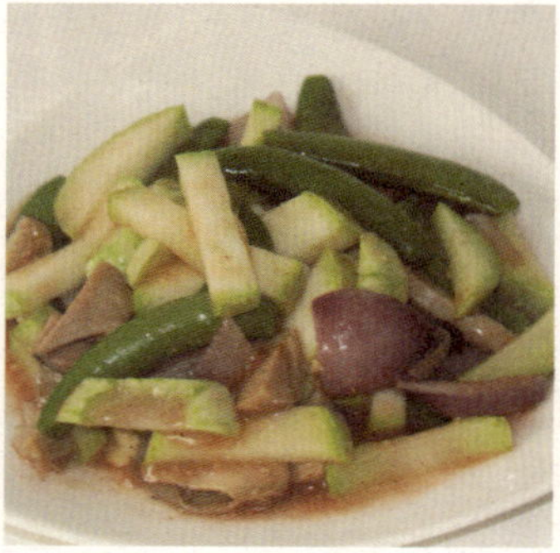

| 材料 |

青瓜2条、小蘑菇4个、毛豆50克。
腰果50克、洋葱半头、盐适量。

| 做法 |

1. 青瓜2条、小蘑菇4个切片。
2. 锅里加水烧开下蒜蓉及洋葱略炒加入毛豆，在放进青瓜、小蘑菇片炒熟加盐调味装盘即可。

金针素肉

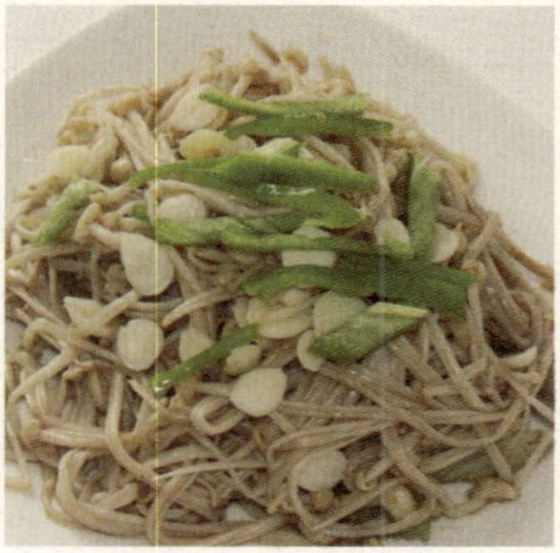

|材料|

A 黄花菜200克，素肉200克(参素肉制作)，蒜苗50克。

B 玫瑰香料3克，盐少许，美国大杏仁5克，淀粉10克。

|做法|

1. 锅中放水100毫升，炒黄花菜，再放进切成片的素肉，炒匀后加入玫瑰香料、盐、美国大杏仁粉，改用小火煮出味。
2. 汤汁即将收干时，加蒜苗，勾芡，炒匀出锅。

西芹百合

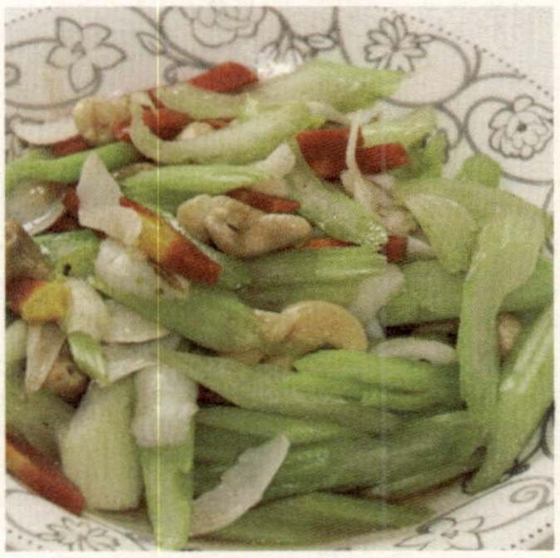

|材料|

A 西芹200克，百合250克，腰果50克，胡萝卜50克。

B 水100毫升，葱白2克，盐少许，玫瑰香料3克，淀粉10克。

|做法|

1. 将西芹、百合、胡萝卜洗净切丁，腰果烤熟。
2. 锅中加水100毫升，西芹、百合、胡萝卜丁同时炒，起锅前加腰果和B料，勾芡，食用时撒葱花即可。

韭菜炒豆腐

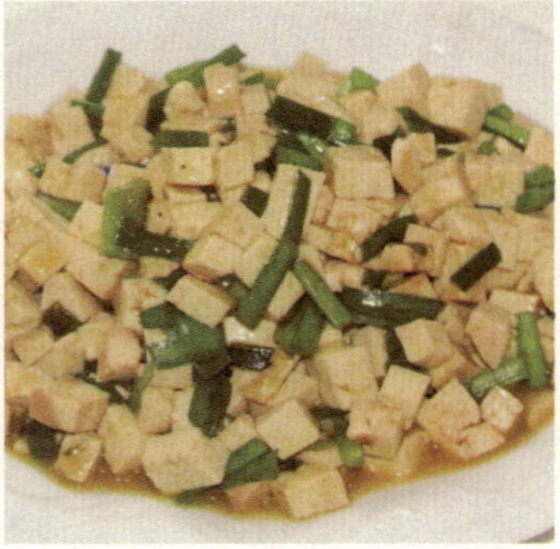

| 材料 |

A 豆腐250克，韭菜100克，姜黄粉0.5克。

B 水100毫升，盐少许，菜味香3克，淀粉10克。

| 做法 |

1. 将豆腐切丁，韭菜洗净切段，加水调成糊状。
2. 锅中加水100毫升，将豆腐切丁炒，加郁金香粉小火煮5分钟，使豆腐变成淡黄像鸡蛋色一样。
3. 起锅前加韭菜、盐、菜味香料。勾芡即可。

香菇烩豆腐

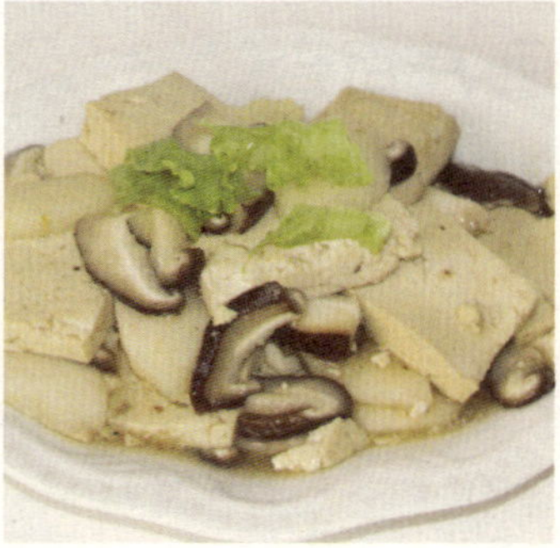

| 材料 |

A 豆腐250克，香菇150克，白萝卜1/3根，香菜20克。

B 水100毫升，盐少许，蜂蜜3匙，菜味香调料3克，淀粉10克。

| 做法 |

1. 将白萝卜洗净切片，豆腐切片。
2. 锅中加水100毫升，把白萝卜和香菇下锅炒5分钟，再下豆腐，炒熟。
3. 加入B料翻炒，勾芡即可。

红烧白菜

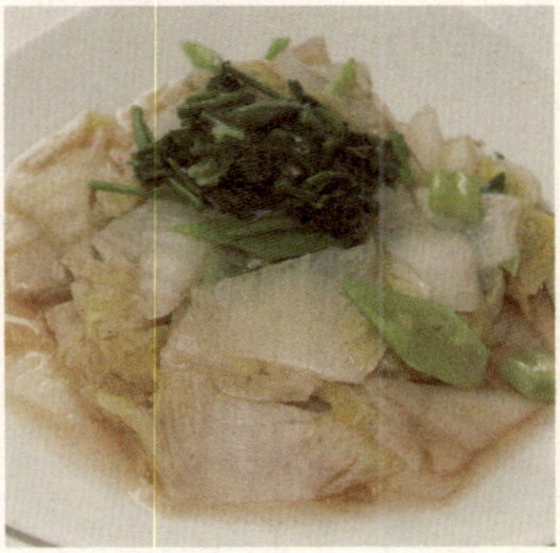

| 材料 |

A 白菜 250 克。

B 盐少许，回味香料 3 克，葱 1 根，蒜 3 瓣，香菜 3 根，淀粉 10 克。

| 做法 |

1. 白菜洗净切块、葱、蒜切末。
2. 锅中加水 100 毫升，放入白菜炒，下葱、蒜、盐香料，然后盖上锅盖直到，煮熟。
3. 勾芡，装入盘中，食用时撒上香菜即可。

炒冬瓜

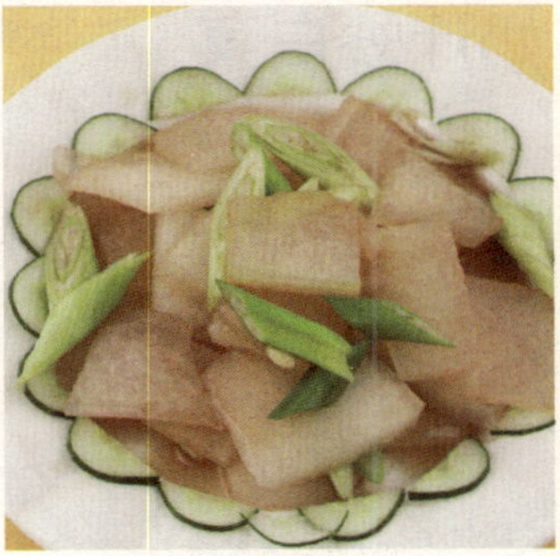

| 材料 |

A 冬瓜 250 克。

B 盐少许，回味香料 3 克，蒜苗 3 克，淀粉 10 克。

| 做法 |

1. 冬瓜去皮洗净、切块，蒜苗去皮、切段。
2. 锅中加水 100 毫升，放入冬瓜炒，快熟时放入 B 料勾芡即可。

酱炒茄子

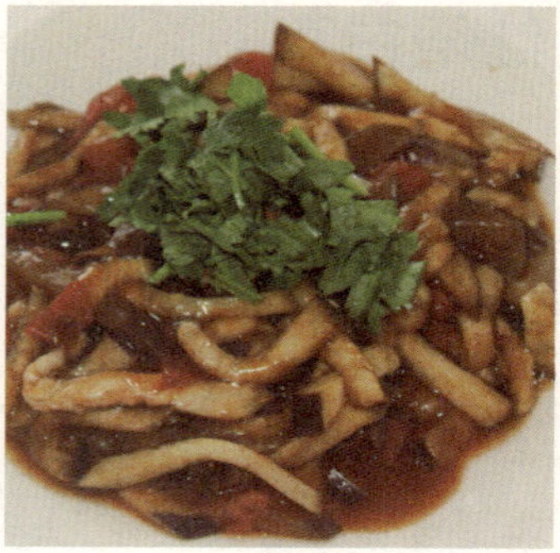

| 材料 |

A 茄子250克，番茄200克(番茄沙拉酱)。

B 盐少许，回味香3克，淀粉10克。

| 做法 |

1. 将茄子洗净，切成小条，锅中放水100毫升，茄子放进炒熟，捞起。
2. 锅里放进番茄酱(或番茄沙拉酱)，翻炒片刻，再放进茄子和B料，炆至有黏丝出现，起锅时加淀粉水勾芡即可。

奶汁炒白菜

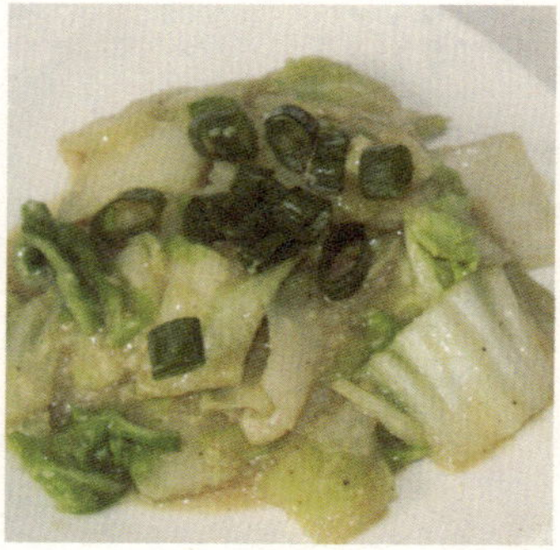

| 材料 |

A 白菜500克，熟腰果100克，淀粉15克。

B 盐少许。

| 做法 |

1. 把白菜洗净切成大块，把熟腰果在果汁机中打成腰果奶。
2. 锅中加水100毫升，将白菜块在锅中炒一分钟左右。在白菜半熟时倒进腰果奶，加入B料用文火煮白菜，勾芡即可。

莲藕花生

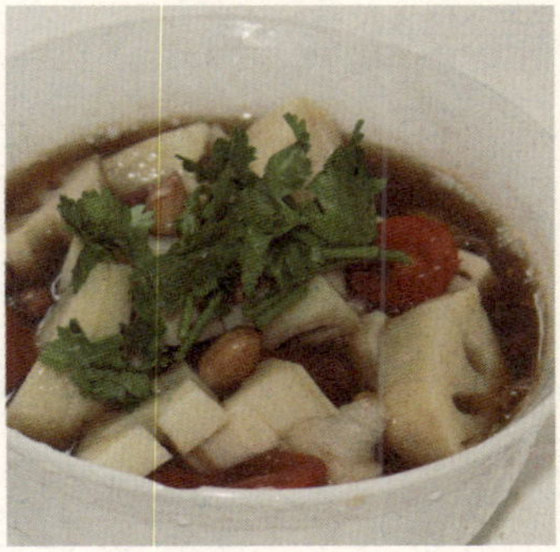

|材料|

A 莲藕500克，花生250克，水适量。

B 小茴香2克，八角1个，香叶1片，草果1个，盐少许。

C 番茄2个，洋葱50克，香菜2根。

|做法|

1. 将藕洗净切段，花生洗净，番茄、洋葱洗净切块，香菜洗净切末。
2. 把藕段、花生加B料，倒入22公分高压锅，水高出莲藕花生1厘米，水沸后煮2分钟。
3. 将番茄、洋葱放入煮软的莲藕花生里，继续煮，直到入味，食用时撒上香菜末即可。

咖喱土豆

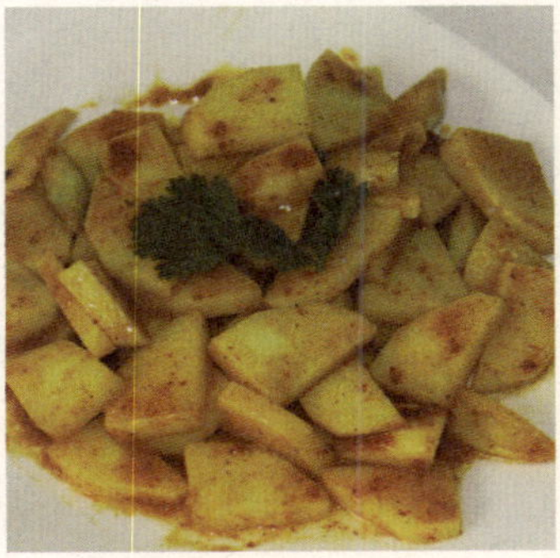

|材料|

A 土豆300克，蒜苗10克。

B 咖喱粉2克，花生粉10克，盐少许，水100毫升。

|做法|

1. 将土豆洗净、削皮、切块，蒜苗洗净切段。
2. 锅中放水，水开后放进土豆，待土豆煮熟，加咖喱粉入味，再加少许盐和花生粉，起锅时加入蒜苗即可。

粟米烩花菜

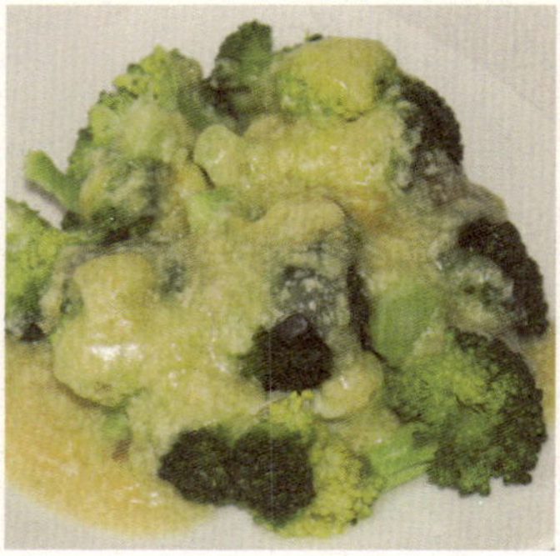

|材料|

西兰花 3 杯（约半斤），盐 3/4 茶匙，椰菜花 3 杯（约半斤），蒜蓉 1 茶匙，枸杞 1 汤匙，粟米粉 1 茶匙，粟米蓉 1 杯，水 1 杯。

|做法|

1. 将西兰花、椰菜花、蒜蓉、盐 1/2 茶匙及水 1/4 杯一起煮软，捞起摆于碟上。
2. 粟米蓉、水 3/4 杯、盐 1/4 茶匙及杞子放入煲内一起煮开后，用粟米粉勾芡，淋在菜上即可。

珍珠菜花

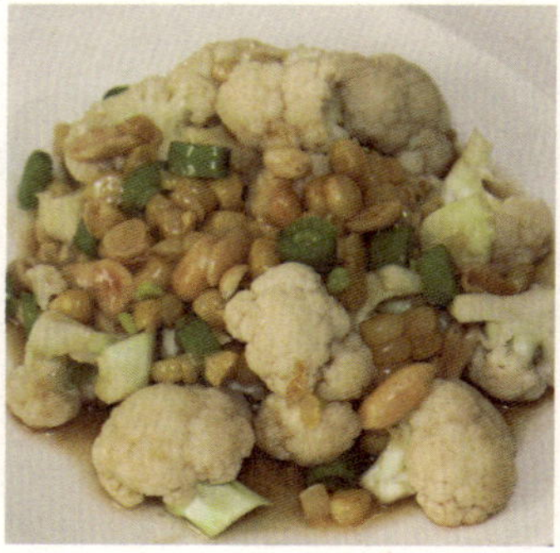

|材料|

玉米粒，青豆，花生米，白菜花（1：1：1：4）。

|做法|

1. 把花生米洗净倒入盆里加开水泡 15～20 分钟去皮。
2. 白菜花顺茎切成一朵朵小花状。
3. 将水一勺倒入锅加热，加洗净的花生米，用铲搅拌翻炒直等煮开。
4. 倒入玉米粒、青豆，炒至半熟倒入菜花继续翻炒 5～10 分钟再加适量水盖锅煮熟。
5. 出锅前加入洋葱末和熟花生粉，炒出香味，再翻炒一分钟出锅即可。

腰奶绿花菜

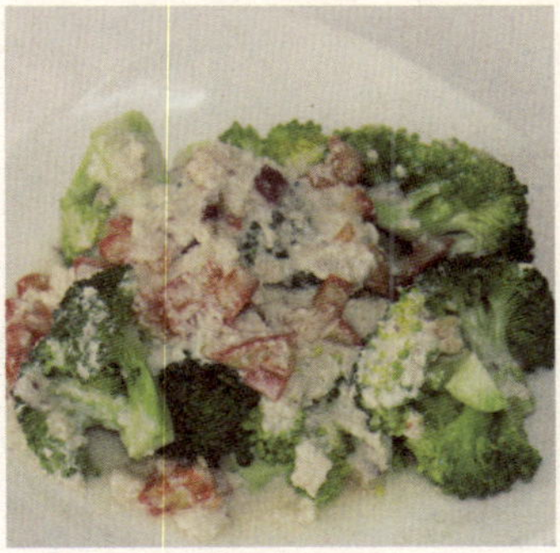

材料

土豆一个，腰果粉 1/2 杯，柠檬汁 1/2 大匙，蜂蜜两大匙，盐 1/3 小匙，洋葱 1/6 个，绿花菜 3 斤，小番茄半斤。

做法

1. 将上述料材料中的土豆洋葱剁碎，然后和其他材料一起倒入搅拌杯搅拌均匀。放入不粘锅煮熟，等冷却后调入蜂蜜备用。
2. 将绿花菜顺茎切成小花状，小番茄对半竖切。
3. 将一勺水入锅加热至沸腾，倒入绿花菜翻炒 5～10 分钟直到熟了，出锅前加小番茄拌匀。
4. 出锅后在绿花菜上浇做法 1 的腰果奶即可。

芒果咕噜肉

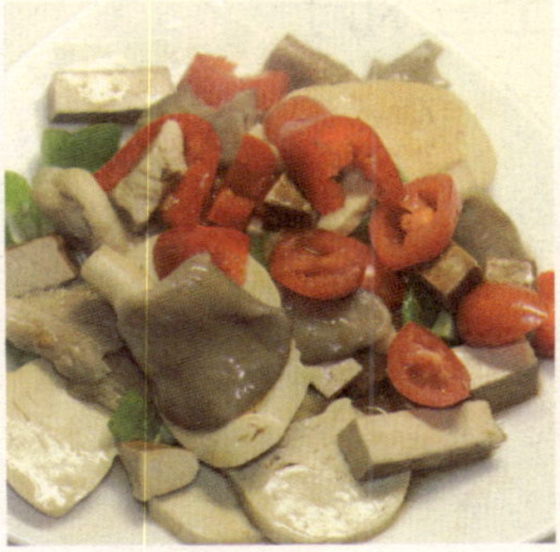

材料

A 豆干 50 克、素鸡 100 克、芒果 1 个、青、红、黄椒各 1 个，西红柿 2 个。

B 盐适量、蜂蜜 1 勺、柠檬 1 个。

做法

1. 将芒果、青红黄椒切丁备用；豆干、素鸡切丁加盐腌制 5 分中，放入烤箱，烤成金黄色拿出备用。
2. 将西红柿切丁放入锅中煮成汁，加入豆干、素鸡略炒，再加入青红黄椒和调味料。
3. 最后将芒果加入略炒即可。

蒸菜类

土豆泥

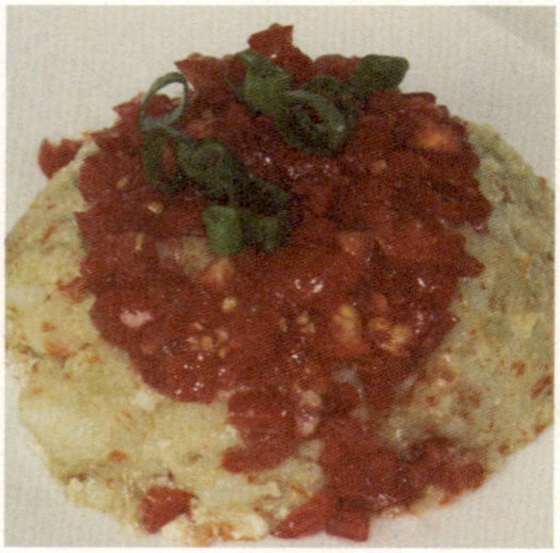

|材料|

A 土豆 500 克，胡萝卜 100 克。

B 熟花生粉 10 克，盐少许，自制番茄沙拉酱 250 克。

|做法|

1. 将土豆、胡萝卜上笼蒸熟。
2. 把蒸熟的土豆、胡萝卜去皮，压碎搅匀成泥状。
3. 压碎成泥的土豆加花生粉和盐拌匀。
4. 把拌好的土豆泥放入盘中，上面淋上番茄沙拉酱即可。

土豆丸子

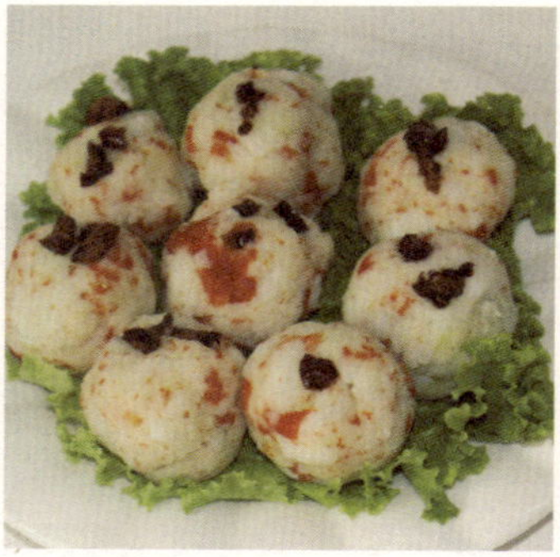

|材料|

A 土豆 300 克，香菇 20 克，香菜 2 克。

B 盐少许，菜味香 5 克，淀粉 10 克。

|做法|

1. 将土豆洗净，上笼蒸熟，趁热碾碎。香菇泡软切碎，再加入盐、菜味香料，淀粉拌匀。
2. 把拌好的馅做成丸子放在汤盆中，放满后上笼蒸 15 分钟，取出食用时撒上香菜。

土豆菜卷

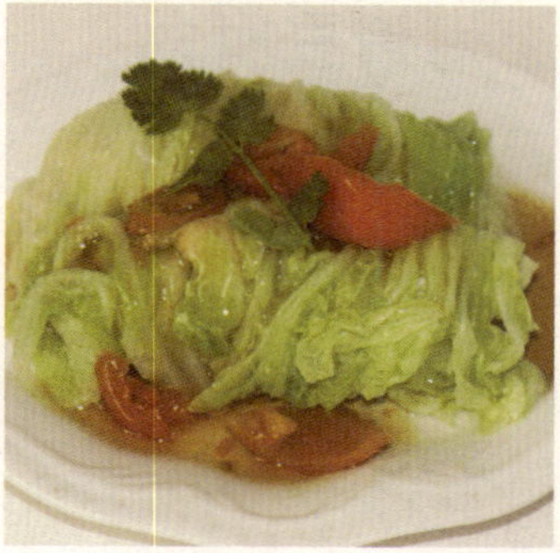

|材料|

A 土豆300克，香菇4克，胡萝卜15克，白菜叶10克。

B 番茄100克，腰果10克，蒜2瓣，葱1根，水100毫升，香菜2根，盐少许。

|做法|

1. 将土豆洗净上笼蒸熟。趁热碾碎，胡萝卜洗净切丁，香菇泡软切碎，一并拌到土豆泥中调匀。
2. 白菜叶先用开水烫软，切除硬梗，用冷水冲凉，每片包入土豆泥，卷成筒状，入盘，上笼蒸熟。
3. 将番茄做成酱（参看番茄沙拉酱做法），把番茄沙拉酱、腰果、蒜、葱、盐在搅拌机中打匀，淋在白菜卷上，食用时撒上切好的香菜末。

粉蒸四季豆

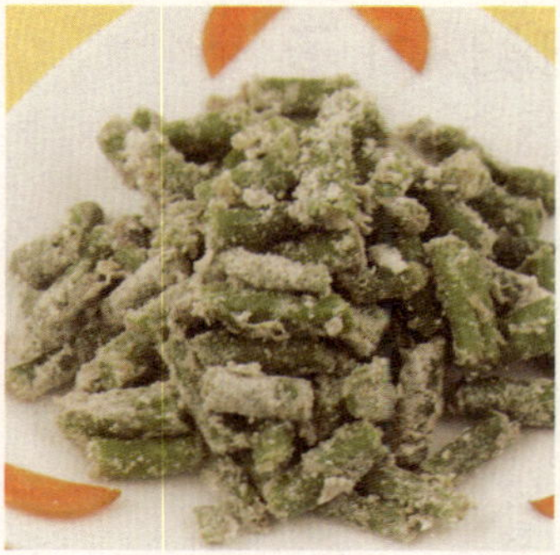

|材料|

A 四季豆250克，全麦面粉125克，淀粉25克。

B 玫瑰香料3克，盐少许，腰果20克，美国大杏仁20克，水100克。

|做法|

1. 将四季豆洗净，切段。
2. 腰果、美国大杏仁在果汁机中加水打成腰果奶，加盐、香料搅匀，再把全麦面粉和淀粉放在盆里加腰果奶搅成糊状。
3. 将四季豆放进腰果糊里拌匀，上笼蒸熟即可。

上海青豆腐丸

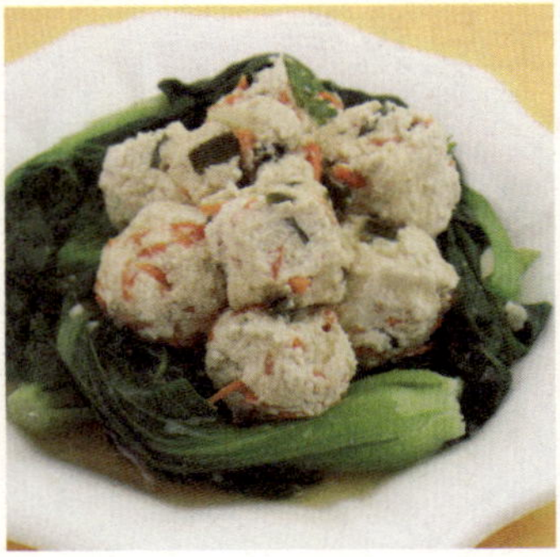

|材料|

A 小油菜12棵，豆腐100克，香菇100克，胡萝卜1根（中等大小）。

B 水100毫升，盐少许，菜味香3克，淀粉10克。

|做法|

1. 豆腐碾碎，沥干水分，放在大碗内；香菇泡软，去蒂切丁；胡萝卜切丁，放入豆腐拌匀。加入B料，调匀，然后挤成丸子放到笼中蒸熟。
2. 小油菜剥去老叶，洗净，修齐后用沸水焯一下，捞出后冷冲，放入凉水，捞起铺在盘内备用。
3. 将锅中加水100毫升，加盐、香料，勾芡，把汁淋在丸子上即可。
4. 蒸好的丸子铺在小油菜上即成。

珍珠丸子

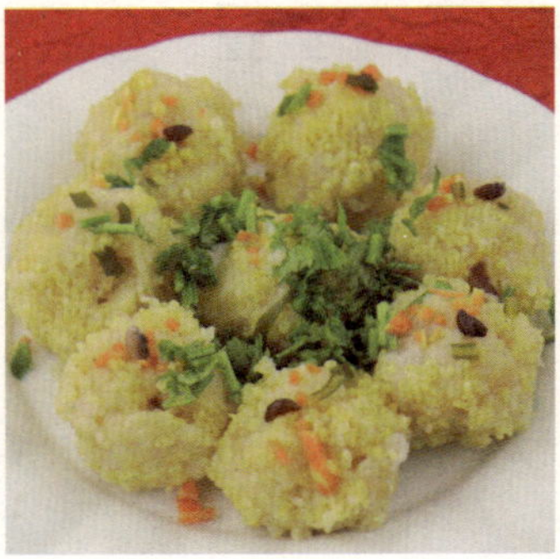

|材料|

A 黄糯米300克，豆腐皮3张，香菇30克，胡萝卜200克。

B 盐少许，玫瑰香料3克，花生粉30克，香菜3根。

|做法|

1. 黄糯米洗净，浸泡1小时，沥干水分，待用。
2. 香菇泡软切丁，胡萝卜切丁，豆腐皮切碎，放入大盆加B料拌匀。
3. 捏成丸子，放入黄糯米中，使表面粘上黄糯米，排于盘中，上笼蒸40分钟，取出。香菜切末撒上即可。

黄金莲藕

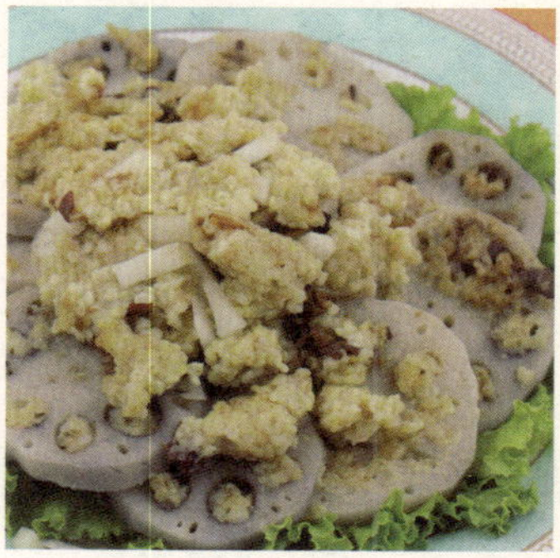

材料

黏黄米100克，莲藕250克，蜜枣50克，凤梨50克，香菜3根。

做法

1. 将黄米洗净泡6小时，莲藕洗净切块，蜜枣洗净切碎，凤梨削皮切碎。
2. 将黄米、蜜枣、凤梨搅匀，用一把搅匀的黄米灌进莲藕的小洞里，剩下的黄米撒在莲藕上面。
3. 放在笼上蒸30分钟，取出装盘，食用时将香菜撒在莲藕上即可。

烩萝卜糕

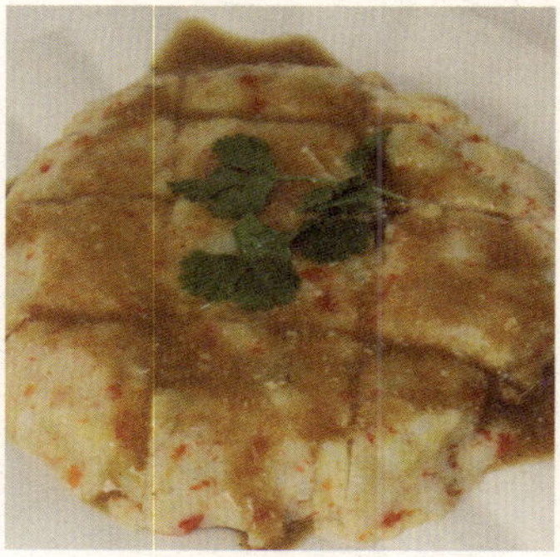

材料

A 白萝卜500克。

B 玉米淀粉100克，盐少许，玫瑰香料3克。

做法

1. 萝卜去皮煮熟，捣成泥去汁，把B料的1/3与之混合调匀。
2. 上笼蒸熟拿出放凉，凉后切成长方形块。
3. 锅中加水100毫升，将萝卜块加上剩余B料一起烩，勾芡即可（也可将萝卜糕放在180℃烤箱中烤黄）。

南瓜什锦

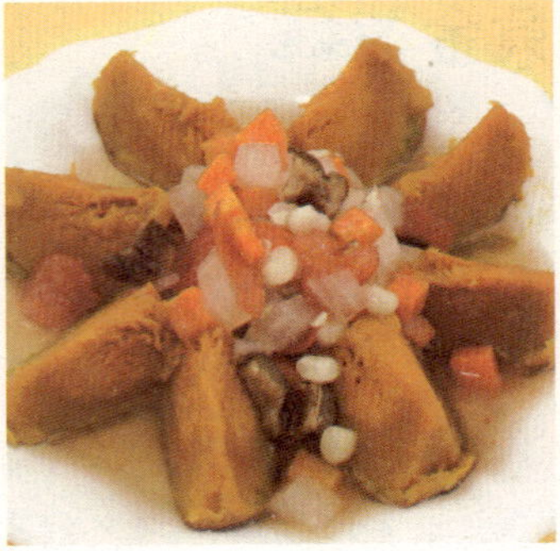

| 材料 |

A 南瓜300克，青豆30克，玉米粒30克，胡萝卜30克，土豆30克，洋葱30克，番茄30克，凤梨30克。

B 水100毫升，盐少许，菜味香3克。

| 做法 |

1. 南瓜去皮、去籽、切块，放盘上笼蒸熟，取出备用。
2. 锅中放水100毫升，开锅后将各种菜炒熟(各种菜都切丁)，快炒熟时加进番茄、凤梨，再加B料，勾芡，出锅，倒入南瓜盘中即可。

百页素肉卷

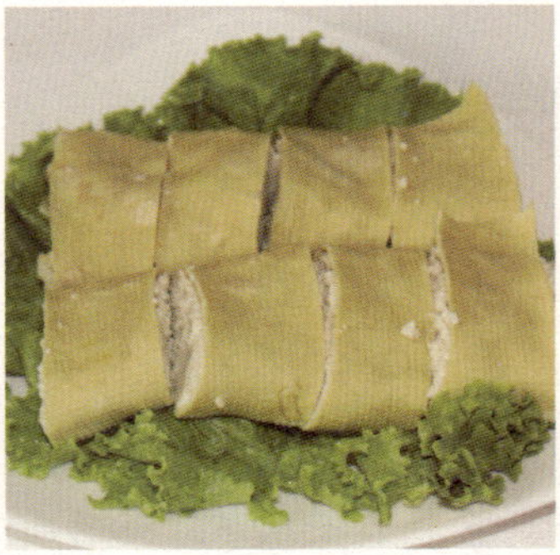

| 材料 |

A 豆腐皮4张，豆腐20克，土豆20克，香菇20克，黑木耳20克。

B 腰果粉20克，美国大杏仁粉20克，核桃粉20克。

C 盐少许，玫瑰香料3克，淀粉10克，水200毫升。

| 做法 |

1. 将豆腐皮切成中块，用沸水焯一下捞起，土豆煮熟去皮与豆腐同捣烂，香菇、木耳切丁，以豆腐搅拌均匀，加盐、玫瑰香料，拌成泥状。
2. 把B料加在搅拌好的泥中拌匀，混合成茸，放在豆腐皮内包成卷形，装入盘中蒸熟。
3. 锅中加200毫升水，水开后放盐、玫瑰香料勾芡成汁，把汁淋在素肉卷上，撒上香菜即可。

豆腐丸子

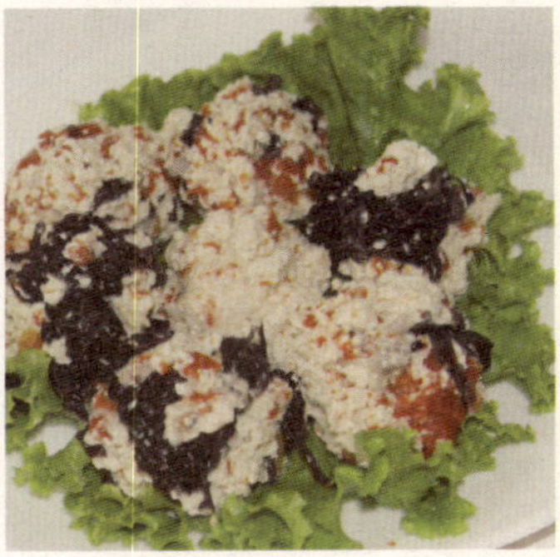

|材料|

A 豆腐250克，胡萝卜100克，紫菜50克，香菇50克。

B 盐少许，玫瑰香料4克，花生粉或核桃粉20克。

|做法|

1. 将豆腐用布包裹挤去水分，捣烂后加入B料1/2，胡萝卜和白萝卜洗净切丁，香菇泡软切丁拌进捣烂的豆腐里，做成圆球，上笼熟10分钟，取出摆在盘中。
2. 锅中加水200毫升，放入另外1/2B料煮汁勾芡，做好的汁淋在丸子上即可。

烘烤类

奶香芋头条

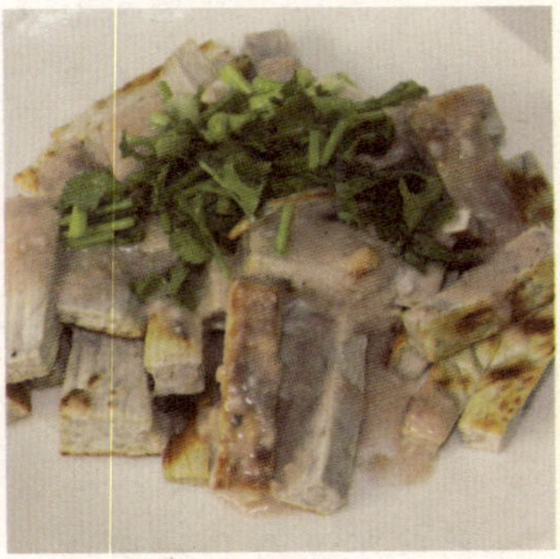

|材料|

芋头1个，腰果100克，蒜10克，盐少许，香菜20克，大蒜2瓣，凉开水200毫升。

|做法|

1. 将芋头去皮、切条，以250度烘烤20分钟，烤至金黄色取出装盘。
2. 把生腰果放于果汁机加水打成腰果奶，加蒜与盐。
3. 将配好的腰果酱淋在芋头上即可。食用时可撒上香菜。

豆腐丸子

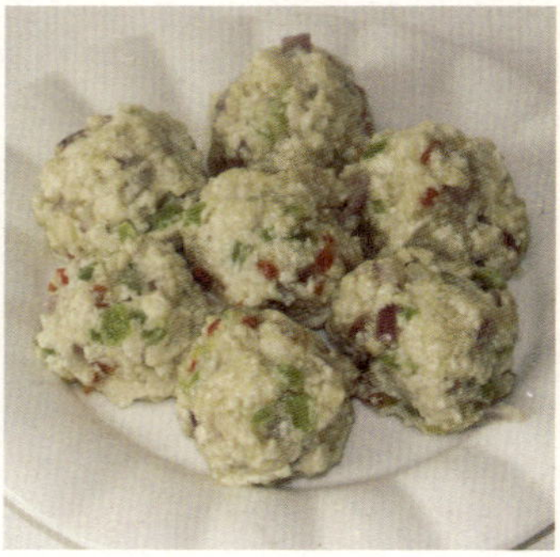

|材料|

硬豆腐（弄碎）1/2杯，芋头（切碎）2/3杯，青椒（细碎）1个，青葱（细碎）8棵，西芹（切碎）1/4杯，面包屑1杯，杏仁酱1/2大匙。

|做法|

1. 除面包屑外，将其他所有材料拌匀，做成2寸大的丸子，然后再沾面包屑。
2. 将豆腐丸子摆在烤盘内，放入已预热（220℃）烤箱，烤约40～60分钟即成。

腐皮菠菜卷

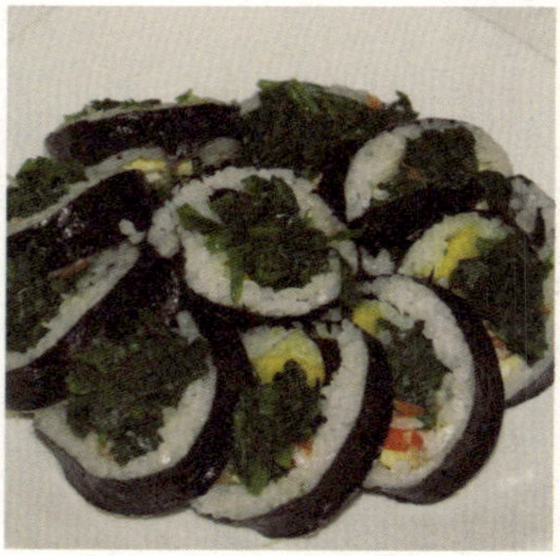

|材料|

A 紫菜3张，鲜腐皮6张，菠菜1斤。

B 盐、蜂蜜、豆粉适量。

|做法|

1. 紫菜一开二。
2. 菠菜洗净焯水，擦干水，待用。
3. 将紫菜铺底，放上鲜腐皮及菠菜，然后卷起。
4. 将做好的菠菜卷放进蒸锅蒸10分钟，待凉后略煎及切片。
5. 将菠菜卷与B料同煮入味，然后上碟。

香烘茄子

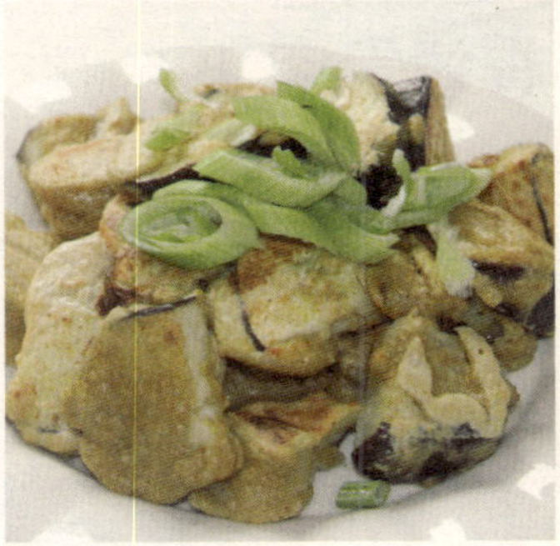

|材料|

A 茄子 250 克，腰果 50 克。

B 葱 50 克，盐少许，蒜 10 克，豆腐 50 克，凉开水 200 毫升。

|做法|

1. 将茄子洗净切片，葱切末备用，腰果加凉开水打成腰果奶，再加材料 B，在果汁机中打匀。
2. 将切好的茄子，放进打好的 B 料中混合。
3. 把混合的材料铺在烘盘中以 250 度烘烤成金黄色取出，食用时撒上葱末即可。

糖醋素排骨

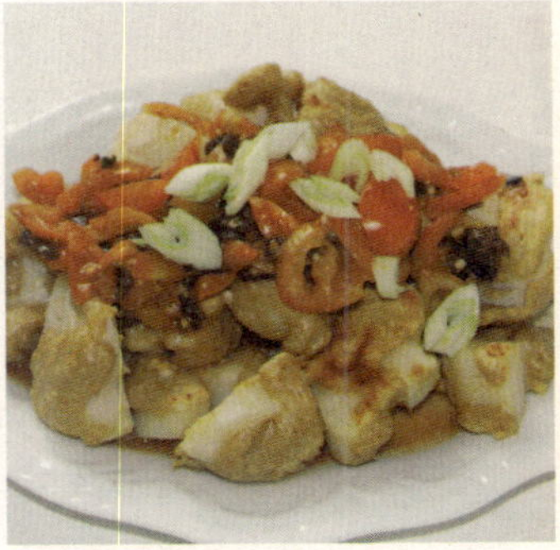

|材料|

A 鲜莲藕 250 克，全麦面粉 125 克，淀粉 20 克，全麦面包渣 20 克，盐少许，玫瑰香料 3 克，水 200 毫升。

B 生腰果 50 克，番茄 1 个，葱 1 根，蜂蜜 1 匙，柠檬半个，香菇 2 朵。

|做法|

1. 将藕洗净切二寸长小段，用沸水焯一下，捞起沥干。
2. 将腰果打成腰果奶加全麦面粉、淀粉，用水调成糊状，再放进盐、玫瑰香料，搅匀。
3. 将藕段放进拌好的面糊中粘满面糊，再滚上面包渣。然后把做好的藕段放到烤盘中，以 250 度烘至金黄色，取出，就成了素排骨。
4. 将香菇泡软切丁，番茄切丁，葱切末，柠檬压汁。
5. 锅中放水 100 毫升，开锅后放入香菇末炒，再放入番茄、葱、蜂蜜、盐、柠檬一起炒，勾芡。把做成的汁淋在烤好的素排上，食用时撒上葱花即可。

香烤素肉块

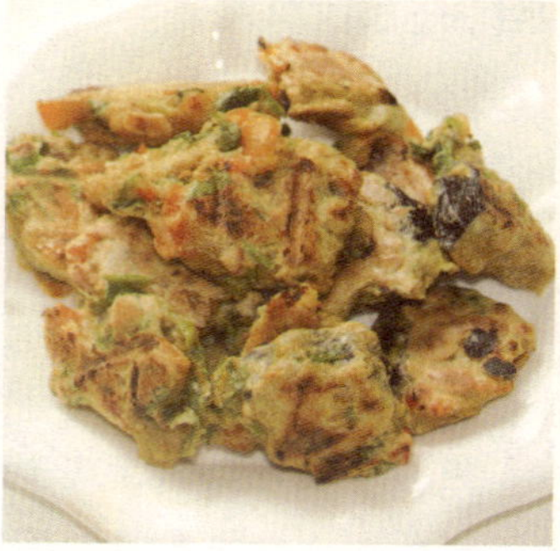

|材料|

A 茄子300克，番茄50克，全麦面粉100克，淀粉20克，面包渣100克，香菜20克。

B 玫瑰香料2克，盐少许，水100毫升。

|做法|

1. 将茄子削皮，切块，番茄切块。
2. 全麦面粉、淀粉加B料，搅成糊状，装盘备用。面包渣装盆。
3. 把茄子块放进全麦面粉糊里滚上面糊，再放进面包渣中粘上面包渣，然后放在烤盘中。以180度烘烤至金黄色取出，就成了香香的素肉了。

脆皮土豆

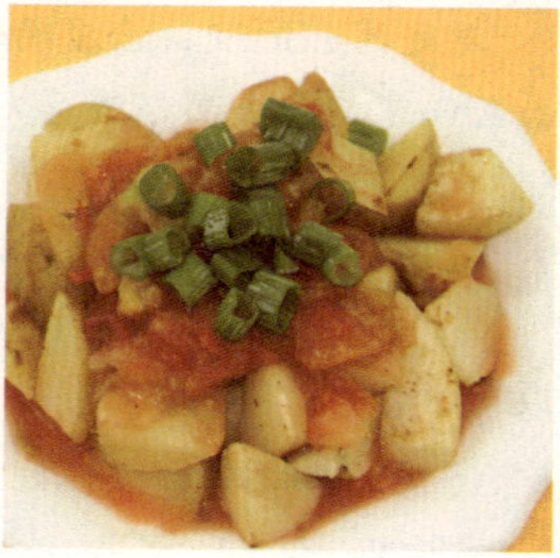

|材料|

A 土豆300克，番茄80克，葱10克。

B 菜味香料2克，盐少许，水100毫升，淀粉10克。

|做法|

1. 将土豆洗净削皮，切块，葱切末，番茄切丁。把切好的土豆块放入烤盘中，以250度，烘烤金黄色取出装盘。
2. 锅中放水100毫升，待水开后放进葱花、番茄，加B料，用小火煮5分钟，勾芡。
3. 把做好的汁淋在烤好的土豆上即可。

香煎豆腐

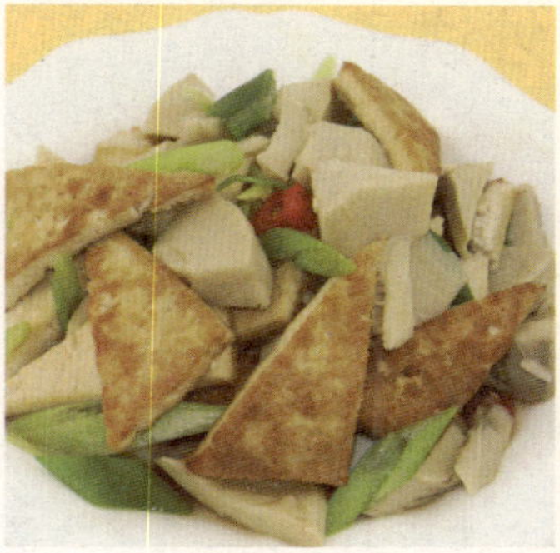

|材料|

A 豆腐250克，冬菇20克，蒜苗50克。

B 玫瑰香料2克，盐少许，淀粉10克，素高汤（参素高汤制作）。

|做法|

1. 豆腐切块，以250℃烘烤至金黄色，取出备用。冬菇用水泡软，切丝，蒜苗切段。
2. 锅中加素高汤，开锅后将冬菇放入锅中炒，放豆腐加B料，用小火焖入味，勾芡，放进蒜苗即可。

蜜汁玫瑰芋

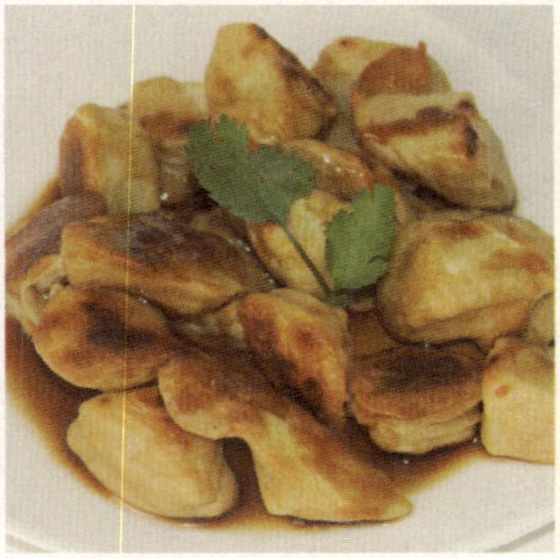

|材料|

A 芋头300克，全麦面粉60克，蜂蜜6匙，水200毫升。

B 玫瑰粉2克，淀粉25克。

|做法|

1. 将芋头洗净剥皮，切成小块，用全麦面粉加蜂蜜3匙，放在碗中搅拌成糊状，将切好的芋头滚一层面糊，放在烤盘，以200℃烘烤至金黄色，取出装盘。
2. 锅中加水100毫升，蜂蜜3匙，玫瑰粉2克，用淀粉勾芡，做好的汁浇在烤好的芋头上即可。

炒饼子

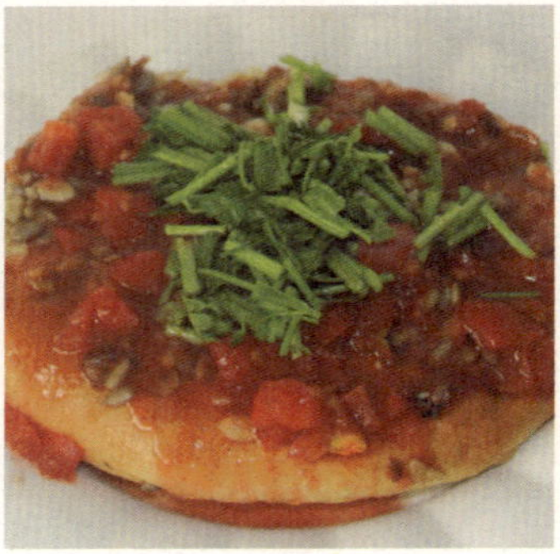

|材料|

A 豆腐250克，香菇20克，木耳20克，莴笋25克，胡萝卜25克，玉米淀粉50克。

B 核桃粉50克，盐少许，玫瑰香料3克，番茄100克，香菜3根。

|做法|

1. 将A料全都切丁，拌匀，再加B料拌匀，加淀粉，做成肉饼大小之形状，放进烤箱，以180℃烘烤至金黄色，装盘备用。
2. 将番茄做成酱（参番茄沙拉制作）。香菜洗净切末，然后将其淋在烤好的饼上，撒上香菜即可。

杏仁豆腐

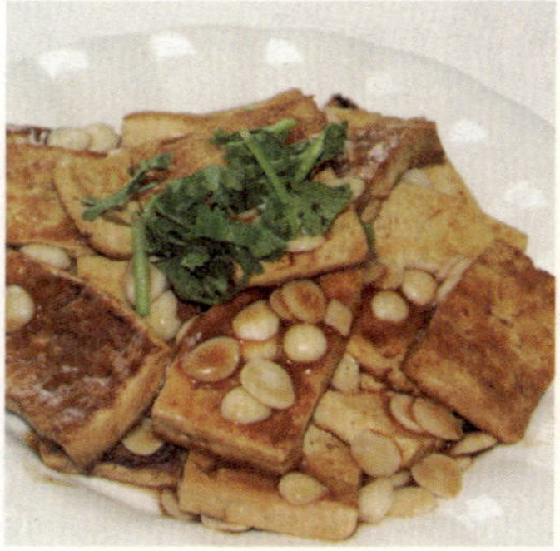

|材料|

A 豆腐250克，美国大杏仁20克

B 回味香3克，盐少许，淀粉10克，水100毫升。

|做法|

1. 将豆腐切成厚片，放180度烤箱烘至金黄，取出备用，将杏仁烤熟。
2. 锅中加水100毫升，放进豆腐加B料，烹煮入味，再把美国大杏仁倒进锅中炒几下，勾芡即可。

凉菜类

芹菜拌百叶丝

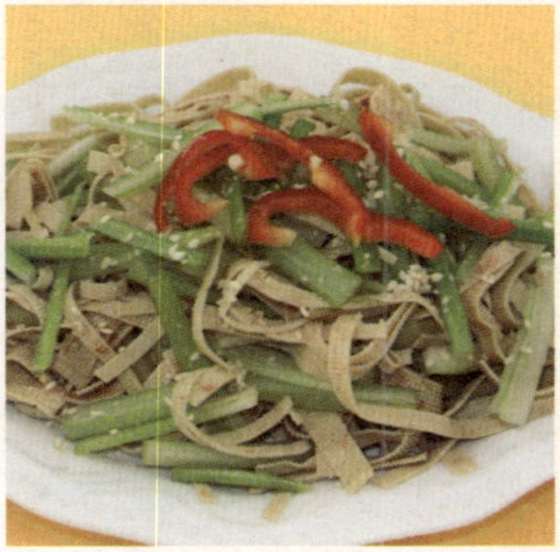

| 材料 |

A 芹菜150克，豆腐皮100克，香葱15克。

B 盐少许，回味香3克，花生粉10克。

| 做法 |

1. 将芹菜去根叶洗净，切成小段，用沸水焯一下，捞起沥干；豆腐皮洗净切成丝，也用沸水焯一下，捞起沥干；香葱洗净切末备用。
2. 将切好的芹菜、豆腐皮、香葱和B料拌匀，调好口味即可。

凉拌洋葱

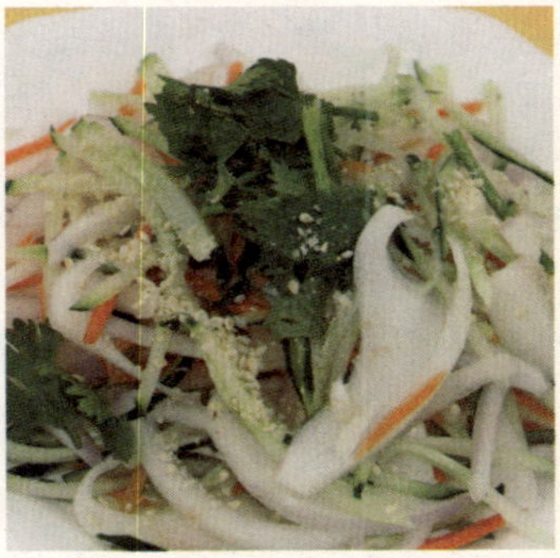

| 材料 |

A 洋葱100克，黄瓜100克，胡萝卜100克，香葱15克，大蒜15克，香菜适量。

B 柠檬25克，盐少许，回味香3克，花生粉10克。

| 做法 |

1. 将A料洗净切丝。
2. 把切好的丝和B料拌匀。
3. 食用时撒上香菜即可。

凉拌海带丝

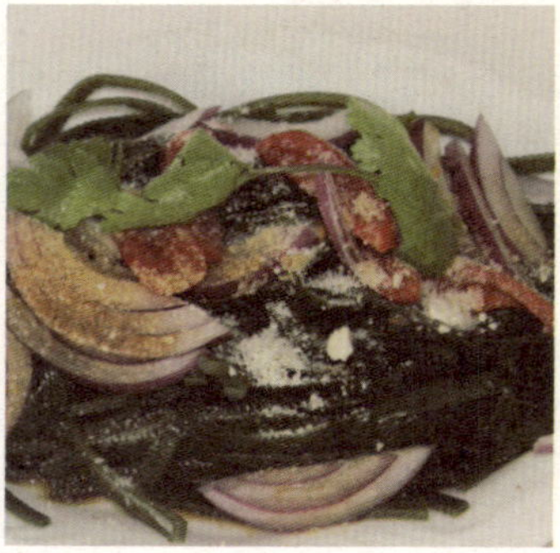

| 材料 |

A 海带300克，香葱15克，大蒜15克。

B 柠檬25克，盐少许，回味香3克，花生粉或芝麻粉10克。

| 做法 |

1. 将海带洗净切丝，放入沸水中焯到熟软，取出沥出去水分。香葱、蒜切末。
2. 把切好的海带、香葱、蒜和B料拌匀。
3. 食用时撒上芝麻粉即可。

凉拌茭白

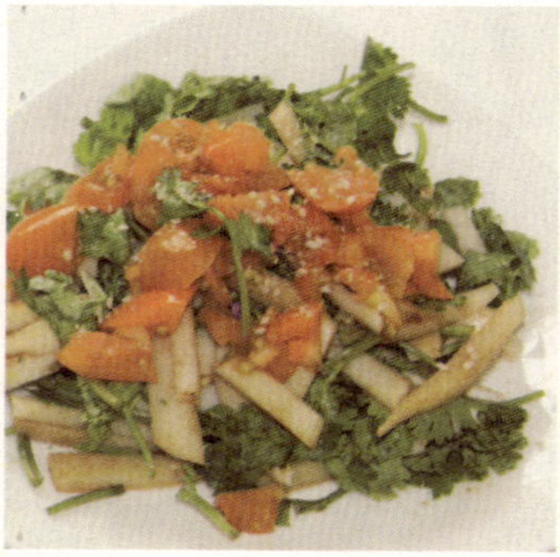

| 材料 |

A 茭白500克，香菜3根。

B 番茄沙拉100克，盐少许，蒜5瓣，回味香料2克。

| 做法 |

1. 将茭白削皮洗净、切块。在沸水中焯一下，再用凉水过一下，沥干备用。香菜洗净切末。
2. 将番茄沙拉加盐、蒜、回味香料，在果汁机中搅拌均匀。
3. 把茭白装盘，将打好的番茄沙拉淋在茭白上，食用时撒上香菜即可。

酸香黄瓜

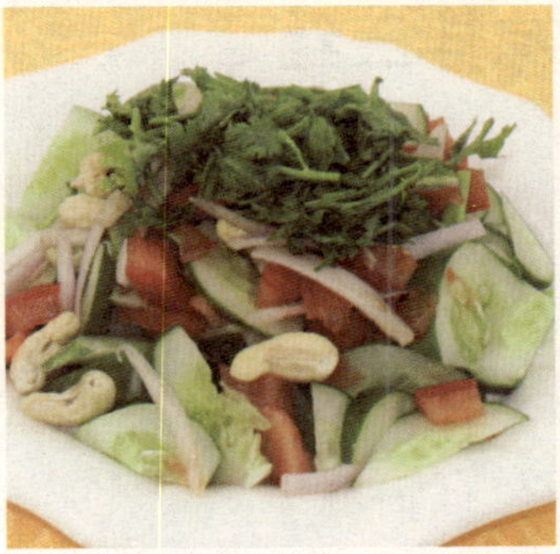

|材料|

A 黄瓜300克，番茄100克，香菜15克，洋葱15克，腰果10克。

B 柠檬半个，蜂蜜2匙，盐少许，菜味香料3克。

|做法|

1. 将黄瓜洗净、切条，撒上洋葱末、盐，香料拌匀，腌到入味。番茄做成番茄沙拉，加腰果、盐、柠檬、蜂蜜备用。
2. 把黄瓜条装盘，淋上番茄沙拉即可，食用时撒上香菜调味。

香菜拌丝瓜

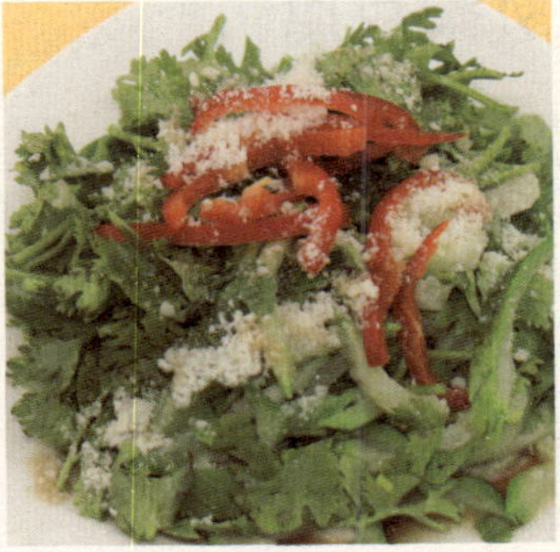

|材料|

A 丝瓜250克，香菜50克，大蒜10克。

B 回味香料3克，花生粉10克，盐少许。

|做法|

1. 将丝瓜去皮，洗净切小块，用沸水焯一下，捞起沥干；香菜洗净，切成段；大蒜去皮切末备用。
2. 把备好的丝瓜、香菜、大蒜和B料拌匀。

凉拌三丝

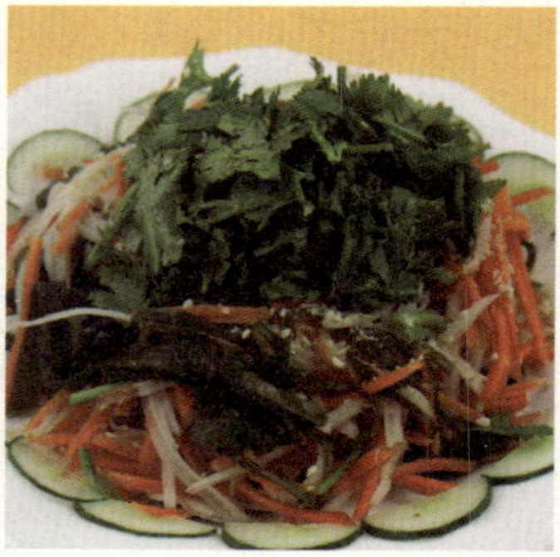

|材料|

A 土豆250克，胡萝卜100克，海带丝100克。

B 柠檬半个，盐少许，回味香料3克，香菜2根。

|做法|

1 土豆去皮，切丝，用沸水焯一下，捞起沥干。胡萝卜切丝。海带丝。在开水锅中煮5分钟。捞起沥干，香菜切末备用。

2 将三丝拌在一起，再加上B料拌匀，调好味，食用时撒上香菜末即可。

凤梨豆腐

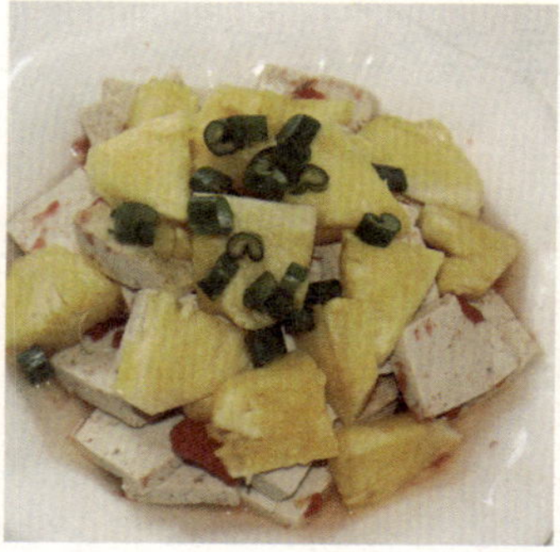

|材料|

A 豆腐350克，凤梨100克，番茄100克。

B 盐少许，腰果粉10克，回味香料3克，香菜2根。

|做法|

1 将A料切丁。

2 在切好的丁中放进B料，把所有的材料搅拌匀装盘，食用时撒香菜即可。

拌海带豆腐

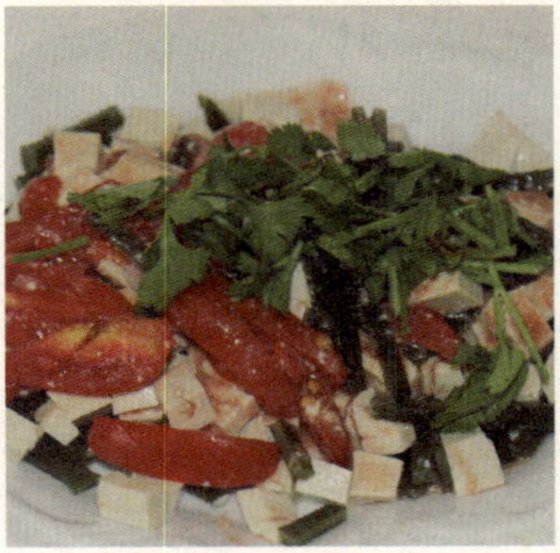

|材料|

海带片1斤，番茄1大个，豆腐半斤，小香菜一小碗，蒜头5瓣，蒜末2小匙，花生末3大匙。

|做法|

1. 海带片、蒜头先放入高压锅煮，煮熟之后加入番茄继续煮，直到化开出锅。
2. 一勺水煮开，倒入花生末翻炒半分钟，加入蒜末继续翻炒出香味出锅拌进海带里。
3. 豆腐单煮，煮后出锅倒入海带里。
4. 最后小香菜加入拌匀即可。

汤类

紫菜汤

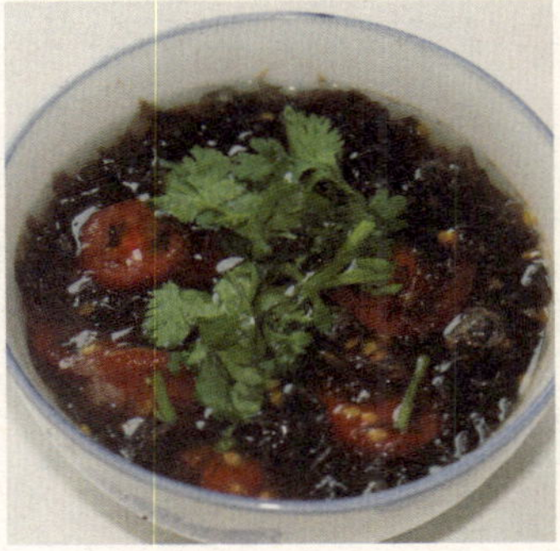

|材料|

A 紫菜100克，番茄2个，香菜2根。

B 盐少许，玫瑰香料2克，花生粉10克。

C 水1000毫升。

|做法|

1. 将紫菜洗净，番茄洗净切块，香菜洗净切末。
2. 锅中加水，水开后放入番茄块，再放B料，调好口味，放进紫菜，食用时撒上香菜即可。

丝瓜汤

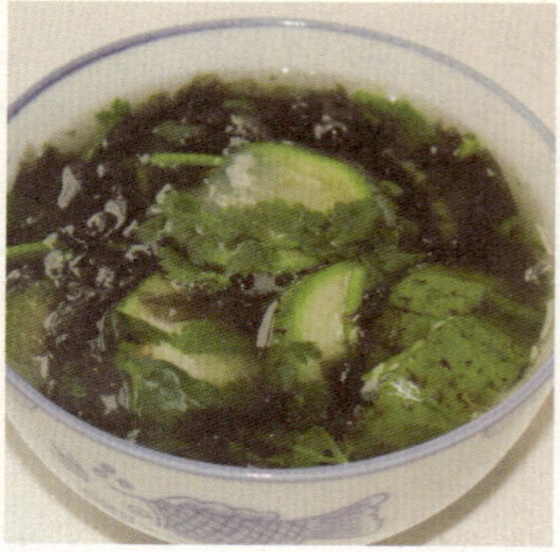

|材料|

A 丝瓜100克，紫菜50克，香菜2根。

B 盐少许，玫瑰香料2克，花生粉10克。

C 水1000毫升。

|做法|

1. 将紫菜洗净，丝瓜洗净切片，香菜洗净切末。
2. 锅中加水，水开后放入丝瓜，再放B料，调好口味，放进紫菜，食用时撒上香菜即可。

黄瓜汤

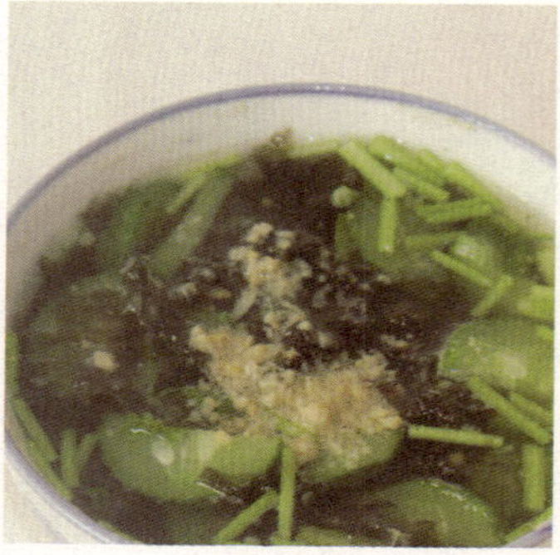

|材料|

A 黄瓜2条、紫菜50克、香菜2根

B 盐少许，玫瑰香料2克，花生粉10克。

C 水1000毫升。

|做法|

1. 将紫菜洗净，黄瓜洗净切片，香菜洗净切末。
2. 锅中加水，水开后放入黄瓜，再放B料，调好口味，放进紫菜，食用时撒上香菜可。

荔茸素菜汤

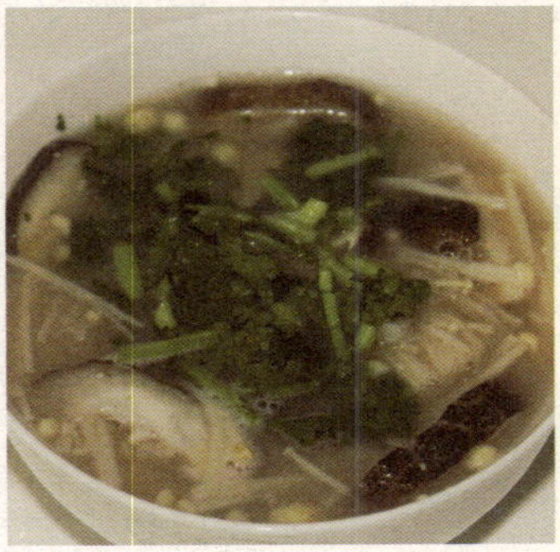

材料

芋头（切片）1/2斤，金菇（切段）1杯，水2杯，鲜莲子1杯，腰果1/3杯，盐少许，水1杯，水6杯，草菇（切粒）1/2斤，蘑菇（切粒）1/2斤。

做法

1. 芋头蒸熟，加水2杯，用搅拌机打成蓉。
2. 腰果加水1杯，用搅拌机打成奶。
3. 将1项和2项及剩余6杯水放入锅内用火煮沸，加入其余材料，继续煮约15分钟。

附录：高血压、糖尿病、胃肠病一周食谱

高血压、糖尿病、肠胃病一周食谱			
时间	营养早餐	丰盛的午餐	让胃休息的晚餐
星期一	1 全天然维生素：水果两种（糖尿病人吃一种不甜水果） 2 燕麦片粥 3 全麦面粉烤饼 4 五香豆一份	1 兰州三色拨鱼儿 2 葱椒青笋 3 三色魔芋 4 开胃的番茄沙拉酱	亚麻籽汁一碗 水果一个（糖尿病人不可以吃）
星期二	1 香蕉豆浆汁 2 全麦面面包 3 水果两种（糖尿病人吃一种不甜的水果）	1 全麦面面条 2 墨西哥腰豆（炒菜） 3 凉拌芦笋（炒菜） 4 番茄豆腐汤	糙米稀饭一碗 水果一种（糖尿病人不吃）
星期三	1 银耳木瓜蜂蜜水 2 五香豆一份 3 糙米面包	1 红糙米饭 2 素什锦 3 三丁玉米 4 三鲜茄子	小米稀饭一碗 水果一种（糖尿病人不吃）
星期四	1 南瓜豆奶汁 2 全麦面包 3 苹果一个（糖尿病人不吃）	1 糙米饭一碗 2 熟黄豆 70 克 3 蔬菜（只吃生菜） 4 凉拌包菜 5 千岛沙拉	亚麻籽汁一碗 水果一个（糖尿病人不可以吃）
星期五	1 木瓜香蕉豆浆汁 2 橘子面包	1 凤梨饭 2 凉拌南瓜 3 绿地沙拉酱	汤面条一碗 水果一个（糖尿病人不可以吃）
星期六	1 枇杷豆浆汁 2 犹太面包 3 水果一个（糖尿病人吃不甜水果）	1 糙米饭 100 克 2 黄豆 50 克 3 蔬菜（炒青菜） 4 各种生菜一盘（香菜调味汁）	亚麻籽汁一碗 水果一个（糖尿病人不可以吃）
星期日	1 红薯粥 100 克 2 全麦面馒头一个 3 苹果一个 4 亚麻籽粉 50 克 5 黄豆 50 克	1 糙米饭 100 克 2 黄豆 50 克 3 蔬菜（只吃生菜） 4 开胃的番茄沙拉酱	小米稀饭一碗 水果一种（糖尿病人不吃）